国家出版基金项目
NATIONAL PUBLICATION FOUNDATION

总策划　复旦大学医学科普研究所

总主编　樊　嘉 院士　董　健 所长

肾脏泌尿专家

聊健康热点

丁小强　郭剑明　施国伟
（主　编）

U0195908

上海科学技术文献出版社
Shanghai Scientific and Technological Literature Press

图书在版编目（CIP）数据

肾脏泌尿专家聊健康热点/丁小强，郭剑明，施国伟主编．—上海：上海科学技术文献出版社，2024

（医学专家聊健康热点．复旦大健康科普丛书/樊嘉，董健主编）

ISBN 978-7-5439-9060-9

Ⅰ．①肾…　Ⅱ．①丁…②郭…③施…　Ⅲ．①泌尿系统疾病—防治　Ⅳ．① R69

中国国家版本馆 CIP 数据核字（2024）第 075628 号

书稿统筹：张　树
责任编辑：苏密娅
封面设计：留白文化

肾脏泌尿专家聊健康热点

SHENZANG MINIAO ZHUANJIA LIAO JIANKANG REDIAN

丁小强　郭剑明　施国伟　主编

出版发行：上海科学技术文献出版社
地　　址：上海市淮海中路 1329 号 4 楼
邮政编码：200031
经　　销：全国新华书店
印　　刷：商务印书馆上海印刷有限公司
开　　本：720mm×1000mm　1/16
印　　张：19.5
字　　数：244 000
版　　次：2024 年 7 月第 1 版　2024 年 7 月第 1 次印刷
书　　号：ISBN 978-7-5439-9060-9
定　　价：78.00 元

http://www.sstlp.com

丛书编委员

总主编：樊　嘉（中国科学院院士、复旦大学附属中山医院院长）

董　健（复旦大学医学科普研究所所长、复旦大学附属中山医院骨科主任）

编委会委员（按照姓氏笔画排序）：

丁　红	丁小强	马晓生	王　艺	王小钦	王达辉	王春生
亓发芝	毛　颖	仓　静	任芸芸	华克勤	刘天舒	刘景芳
江孙芳	孙建琴	孙益红	李　娟	李小英	李益明	杨　震
吴　炅	吴　毅	余优成	汪　昕	沈锡中	宋元林	张　颖
陈　华	陈海泉	林　红	季建林	周　俭	周平红	周行涛
郑拥军	项蕾红	施国伟	姜　红	洪　维	顾建英	钱菊英
徐　虹	徐辉雄	高　键	郭剑明	阎作勤	梁晓华	程蕾蕾
虞　莹	臧荣余	漆祎鸣	谭黎杰			

本书编委会

主　编：丁小强　郭剑明　施国伟

副主编：薛　宁　王　杭　章　俊

编　者（按照姓氏笔画排序）：

王一梅	王光璞	王阳赟	王国民	王雅琼	王曦龙	支闻沁
方　艺	占小锋	史朝亮	冯　颖	冯建勋	吉　俊	朱加明
朱延军	刘中华	齐璐璐	江孙芳	纪　颖	杨念钦	吴佳君
吴薇薇	邱圃淇	邹　健	邹建洲	沈　霞	沈子妍	张　函
张　蕾	张　臻	张致庆	张蕴璐	陈晓泓	陈敬涵	林舒兰
金玫萍	周　敬	於佳炜	项　波	项方方	赵忭阶	胡　波
胡　超	钟一红	俞小芳	姜　帅	徐　磊	徐旭东	徐灵菡
徐夏莲	黄　娟	龚劭敏	崔　蓉	符　越	康丽雯	章　俊
章晓燕	谢烨卿	缪千帆	滕　杰	薛　宁	戴思远	

总序

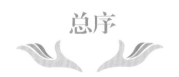

上海医学院创建于 1927 年，是中国人创办的第一所"国立"大学医学院，颜福庆出任首任院长。颜福庆院长是著名的公共卫生专家，还是中华医学会的创始人之一，他在《中华医学会宣言书》中指出，医学会的宗旨之一，就是"普及医学卫生"。上海医学院为中国医务界培养了一大批栋梁之材，1952 年更名为上海第一医学院。1956 年，国家评定了首批，也是唯一一批一级教授，上海第一医学院入选了 16 人，仅次于北京大学，在全国医学院校中也是绝无仅有。1985 年医学院更名为上海医科大学。2000 年，复旦大学与上海医科大学合并组建成复旦大学上海医学院。历史的变迁，没有阻断"上医"人"普及医学卫生"的理念和精神，各家附属医院身体力行，努力打造健康科普文化，形成了很多各具特色的科普品牌。

随着社会的发展，生活方式的改变，传统的医疗模式也逐渐向"防、治、养"模式转变。2016 年，习近平主席在全国卫生与健康大会上强调"要倡导健康文明的生活方式，树立大卫生、大健康的观念，把以治病为中心转变为以人民健康为中心"。自此，大健康的概念在中国普及。所谓"大健康"，就是围绕人的衣食住行、生老病死，对生命实施全程、全面、全要素地呵护，是既追求个体生理、身体健康，也追求心理、精神等各方面健康的过程。"大健康"比

"健康"的范畴更加广泛，更加强调全局性和全周期性，需要大众与医学工作者一起参与到自身的健康管理中来。党的二十大报告提出"加强国家科普能力建设"，推进"健康中国"建设，"把人民健康放在优先发展的战略地位"，而"健康中国"建设离不开全民健康素养的提升。《人民日报》发文指出，医生应把健康教育与治病救人摆在同样重要的位置。健康科普的必要性不言而喻，新时期的医生应该是"一岗双责"，一边做医疗业务，同时也要做健康教育，将正确的防病治病理念和健康教育传播给社会公众。

为此，2018年12月26日，国内首个医学科普研究所——复旦大学医学科普研究所在复旦大学附属中山医院成立。该研究所由国家科技进步二等奖获得者董健教授任所长，联合复旦大学各附属医院、基础医学院、公共卫生学院、新闻学院等搭建了我国医学科普的专业研究平台，整合医学、传媒等各界智慧与资源，进行医学科普创作、学术研究，并进行医学科普学术咨询和提交政策建议、制定相关行业规范，及时发布权威医学信息，打假网络医学健康"毒鸡汤"，改变网络上的医疗和健康信息鱼龙混杂让老百姓无所适从的状况，切实满足人民群众对医学健康知识的需求，这无疑是对"上医精神"的良好传承。

为了贯彻执行"大健康"理念和建设"健康中国"，由复旦大学医学科普研究所牵头发起，组织复旦大学上海医学院各大附属医院的专家按身体系统和"大专科"的分类编写了这套"医学专家聊健康热点（复旦大健康科普）丛书"，打破了以往按某一专科为核心的科普书籍编写模式。比如，将神经、心脏、胃肠消化、呼吸系统的科普内容整合，不再细分内外科，还增加了肿瘤防治、皮肤美容等时下大众关注的热门健康知识。本丛书共有18本分册，基本涵盖了衣食住行、生老病死等全生命周期健康科普知识，也关注心理和精神等方面的健康。每个分册的主编均为复旦大学各附属医院著名教授，都是各专业的领军人物，从而保证了内容的权威性和科学性。

　　丛书中每个小标题即是一个大众关心的医学话题或者小知识，这些内容精选于近年来在复旦大学医学科普研究所、各附属医院自媒体平台上发表的推文，标题和内容都经过反复斟酌讨论，力求简单易懂，兼具科学性和趣味性，希望能向大众传达全面、准确的健康科普知识，提高大众科学素养和健康水平，助力"健康中国"行动。

樊嘉

中国科学院院士
复旦大学附属中山医院院长

董健

复旦大学医学科普研究所所长
复旦大学附属中山医院骨科主任

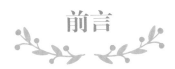

前言

  《肾脏泌尿专家聊健康热点》是"医学专家聊健康热点（复旦大健康科普）丛书"编委会倾力打造的专业科普书籍，旨在为广大读者提供全面、深入、科学的肾脏泌尿科健康知识。本书由丁小强、郭剑明、施国伟三位主编联袂打造，集结了众多肾脏泌尿科专家的智慧和经验，以读者的需求为立足点，拆除医学知识传播的壁垒，将"高冷"的医学术语用通俗易懂的语言表达，为广大读者揭开肾脏泌尿疾病的神秘面纱。

  肾脏，作为人体的重要器官，承担着过滤血液、排泄废物、维持电解质平衡和生产某些激素的重任。泌尿系统则包括肾脏、输尿管、膀胱和尿道，它们协同工作，确保人体内环境稳定和健康。随着现代生活方式的改变，肾脏泌尿科疾病的发病率逐年上升，糖尿病、高血压、肥胖等慢性疾病是导致肾脏疾病的主要原因；不良的生活习惯，如高盐高脂饮食、缺乏运动、吸烟和饮酒，也会增加泌尿系统疾病的患病风险。如何通过健康的生活方式预防疾病，在出现症状时如何及时寻求医疗帮助，这本科普图书正是为了解决这些问题而编写。

  本书不仅涵盖了肾脏泌尿科疾病的热点问题，还提供了关于泌尿系统器官健康的全面指导。书中详细讨论了肾脏、输尿管、膀胱和尿道的基本结构和功能，深入分析了肾脏和泌尿科疾病的各种症状和可能的病因，同时提供了疾病的预警信号，帮助读者及时识别并采取行动；强调了肾活检在确诊肾脏疾病中的重要地位，泌尿系统肿瘤的早筛早诊方法，令人尴尬的排尿功能障碍的诊治等；通过真实病例分析，揭示了肾脏泌尿疾病的多样性和复杂性，还特别关注了女性尿路感染、儿童和老年人肾脏健康、男科疾病等特殊话题，为不同人群提供了针对性的健康建议；此外还涉及肾脏泌尿疾病患者和家属关心的日常生活管理，包括饮食、运动、心理健康等方面的指导，帮助患者提高生活质量。

参与编写的专家将多年临床工作经验用科普的语言凝练于此作品，确保了本书内容的权威性、前沿性、专业性。衷心感谢复旦大学附属中山医院、复旦大学附属上海市第五人民医院、复旦大学附属儿科医院、复旦大学附属中山医院青浦分院、复旦大学附属闵行医院、复旦大学附属中山医院吴淞分院、复旦大学附属中山医院徐汇分院的各位专家的辛勤付出。

希望《肾脏泌尿专家聊健康热点》可以帮助广大读者认识和关注肾脏泌尿疾病，学会如何保护和维护自己的肾脏泌尿系统健康，享受美好生活。

丁小强

主任医师，教授，博士研究生导师
复旦大学附属中山医院肾脏内科主任
中华医学会肾脏病学分会候任主任委员
上海市肾脏疾病血液净化重点实验室主任

郭剑明

主任医师，教授，博士研究生导师
复旦大学附属中山医院泌尿外科主任
上海市医学会泌尿外科分会副主委
中国医师协会泌尿外科分会常委

施国伟

主任医师，教授，硕士研究生导师
复旦大学附属上海市第五人民医院泌尿外科主任
复旦大学泌尿外科研究所副所长

2024 年 5 月

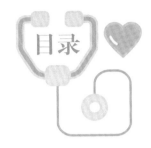

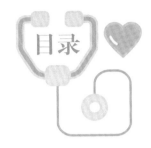
目录

泌尿系统肿瘤热点问题

泌尿系统结石热点问题

排尿功能障碍热点问题

处方笺

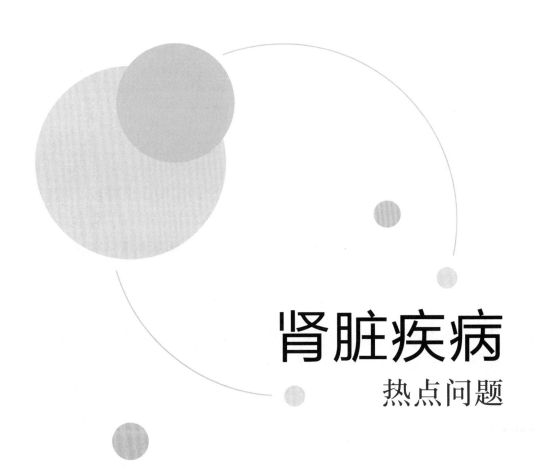

肾脏疾病
热点问题

医师：_____

临床名医的心血之作……

警惕肾病常见表现

功能强大的肾脏

泌尿系统是主管人体尿液产生和排泄的系统，由肾脏、输尿管、膀胱及尿道四部分组成，其中肾脏负责尿液的产生，输尿管、膀胱及尿道负责尿液的运输、贮存和排泄。正常情况下，人体尿液的成分、酸碱度、尿量都是稳定的，这是因为肾脏有一整套精密的系统在调节体内代谢产物、水分、电解质、酸碱度的排泄和重吸收，使人体器官和细胞生存的内环境稳定。一旦肾脏发生病变，尿液生成将发生改变，如尿液成分异常，出现血尿、蛋白尿、尿电解质异常；或者尿酸碱度异常，出现酸中毒；或者尿量发生改变，出现尿量减少，导致体内水分潴留和代谢废物堆积。除了和泌尿相关的功能以外，肾脏还兼有调节血压、分泌激素、影响骨代谢的作用。因此，肾脏被称为人体的"清洁工"，如肾功能发生障碍，水和代谢产物蓄积于体内，会导致人体内环境的紊乱，产生一系列相应的病变，严重时出现尿毒症，甚至危及生命。

肾脏的结构

肾实质可分成两部分，浅层的肾皮质和深层的肾髓质。肾皮质内血管丰富，主要是由肾脏的功能单位——肾单位组成；肾髓质位置较深，外形像一个个锥体伸向肾盂，主要是由集合管组成。肾单位是肾脏工作的基本功能单位，就像一个个小的工作车间，成人每个肾有120万个肾单位。并非所有的肾单位都在工作，一旦有肾单位被破坏，则休息的肾单位可被唤醒接替破坏的肾单位，这就是为什么肾脏具有强大代偿功能的原因。但是，毁坏的肾单位几乎不可再生，随着肾单位数目的减少，肾功能逐渐下降。

肾脏的生理功能

通常我们所说的肾功能，即是指肾脏的滤过功能，医学上称为"肾小球滤过率"，这是肾脏最重要的生理功能。但了解了肾单位的结构组成之后，我们就会明白，肾小球的滤过是离不开肾小管的重吸收和分泌功能的。血液从肾小球滤过到肾小囊腔中，形成原尿，人一天中形成的原尿约有180升，但排出人体的尿液只有1.5升左右，99%以上的水分、营养物质及部分电解质被重吸收，只有人体不需要的代谢废物、无机盐和水分最终被排出。因此，完整的肾脏功能既包括了肾小球滤过，又离不开肾小管和集合管的重吸收、浓缩、分泌、酸化功能，从而起到清除代谢产物、调节水电解质和酸碱平衡的作用。此外，肾脏还有调节血压、促进骨髓造血、调节骨代谢等内分泌的作用，这些作用和肾脏病变发生的并发症如肾性高血压、肾性贫血、肾性骨病密切相关。

肾脏的功能十分强大，24小时不停歇地守护人体健康。

（丁小强）

深藏不露的肾脏特别容易受伤

肾脏是健康人体为数不多、成对生长的器官。它们位于腹腔的深处，前方有胰腺、胃、肠等器官保护，后有肋骨和肌肉掩护。可是，我们得告诉你一个秘密，"深藏不露"的肾脏特别容易受伤害。

肾脏是人体"默默无闻"的清洁工，是人体两大代谢器官之一。我们每日摄入的食物、药物，接触的化学物品会不同程度地吸收入血，形成小分子物质。这些物质中有精华，也有糟粕；有对人体有益的营养物质，也有有害废物。这些物质需要肾脏代谢，代谢废物通过尿液排出体外。

肾脏由数以百万计的肾小球组成，它们就像过滤器，每天 24 小时不间断地执勤工作，工作量非常之大。这些肾小球也非常脆弱且不可再生，一旦肾小球受到损伤，特别是肾毒性物质和免疫相关肾脏损伤，我们可能不可逆地、永久地失去它们。当一半以上的肾小球功能受损，人体代谢废物就会受到影响，血肌酐水平升高，肾小球滤过率下降，严重者就是尿毒症了。

截至 2021 年底，我国尿毒症透析患者已近 88 万人，其中，接受血液透析患者近 75 万人，接受腹膜透析患者约 13 万人。

对尿毒症血液透析病例进行统计，有免疫因素介导的原发性肾小球肾炎仍旧是首位病因，但是新增患者比率逐年下降，由 2011 年的 54.9% 下降到 2021 年的 30.3%；其次是糖尿病肾病；高血压肾损害为第三位。

免疫介导的原发性肾小球肾炎，也就是肾脏本身的病变，可能由环境、感染、激素水平刺激等因素诱发，免疫复合物沉积在肾脏或直接攻击肾脏，对肾脏造成损伤。长期未控制的慢性疾病，如糖尿病、高血压可以导致肾脏疾病甚至尿毒症；系统性红斑狼疮和血管炎、类风湿性关节炎、过敏性紫癜、慢性病毒性肝炎、梅毒、人类免疫缺陷病毒感染、溃疡性结肠炎、克罗恩病等都可能造成肾脏损伤；平时使用的部分感冒药、止痛药、退热药、抗生素、化疗药、生物制剂和中草药等也可能直接或间接造成肾脏损伤。

（林静　邹建洲）

肾脏的预警，你知道吗？

肾脏的主要作用是形成尿液，并通过尿液把体内的代谢废物排出体外，同时保留水分及葡萄糖、蛋白质、氨基酸等物质。肾脏虽然功能强大，但却是个十分沉默的器官，有时候肾脏已经向你发出了报警信号，你可能仍然无动于衷，继续过着胡吃海喝、吸烟酗酒的生活。

那么常见的提示肾脏功能不好的表现及化验又有哪些呢？我们简单聊一聊。

常见的表现有哪些？

1. 小便颜色改变

正常的尿液是淡黄色、无异味的。如果出现小便颜色发红，呈茶色或酱油色，常提示可能是血尿，见于尿路感染、肾结石等。

2. 尿中泡沫增多

如果发现持续性尿液中泡沫增多，且泡沫难以消散，可能是肾脏病引起的尿蛋白增多。

3. 水肿

肾脏病比较典型的表现是眼睑以及双下肢凹陷性水肿，即用手指按胫骨前部 5 秒钟，会出现一个小坑，并且水肿早起时轻，傍晚加重。

4. 高血压

如果平日无高血压，没有原因的突然出现血压明显升高，并出现上述的其他表现，同样也提示可能是肾脏出现了问题。

常规检查有哪些？

1. 尿常规

大多数肾脏问题可以在尿液中表现出异常，所以尿常规是首要检测项目之一。特别需要注意结果中的尿蛋白、尿红细胞、白细胞指标有无异常。

2. 尿蛋白定量

尿常规可以判断尿蛋白的阴阳性，但对于明确蛋白尿阳性的患者，建议再增加尿白蛋白 / 肌酐比（ACR）及尿蛋白 / 肌酐比（PCR）的检查。这两项检查可粗略对尿蛋白进行定量分析，方便对病情进一步评估。

3. 泌尿系统超声波

超声波检查能直接观察肾脏的位置、大小、轮廓及内部结构，可以直接发现肾结石、肾积水、肾囊肿和肾脏肿瘤等疾病。

4. 肾功能

肾功能常规检查一般包括血肌酐、血尿素氮、血尿酸等项目。肾功能受损时，这三项指标均会升高，其中血肌酐是最常用的肾功能指标。

肌酐是肌肉代谢的产物，主要经肾脏排出体外。当肾脏滤过功能下降，血肌酐排出受阻，数值就会增高。需注意的是，随着年龄的增加，肾功能也会降低，因此有些老年人肌酐也会出现偏高。

血尿素氮是蛋白质代谢产物，容易受到饮食、肥胖、发热、甲亢及药物的影响。单项升高时可先调整生活习惯，后定期复查。

血尿酸是我们所熟知的痛风的主要指标，也可以反映肾脏的功能。

肾脏是我们人体重要的器官，它虽然沉默，但也会用它自己的方式提醒大家，希望大家能够更多地关注与爱护肾脏！

（占小锋）

发热、腰酸、血尿，
我到底是不是得了急性肾炎呢？

经常有患者焦急地问肾科医生："医生，我有点儿发热、腰酸，小便有时还有点儿发红，我是不是得了急性肾炎？""不一定哦！不要慌，先做个尿液检查。如果尿液检查发现尿白细胞阳性并伴有血白细胞升高，可能仅仅是泌尿道感染后导致的急性肾盂肾炎。"

我们通常所说的急性肾炎也称"急性肾小球肾炎"。发病前1~3周多有前驱感染症状，如上呼吸道感染、皮肤感染或消化道感染等，比如扁桃体炎、咽炎、脓皮病、丹毒、腹泻等，以 A 组 β 溶血性链球菌感染为主。感染介导一系列免疫反应，损伤肾脏，出现血尿和（或）蛋白尿、血压升高、颜面部和双下肢水肿等症状，部分患者出现一过性血肌酐升高。

除了肾脏病表现外，急性肾炎还有以下特征：

（1）抗体检查。

（2）血清补体C3水平下降，肾脏病症状好转后8周内恢复正常。

（3）对急性肾炎患者进行病原体检查，可以在患者咽部、病变皮肤部位或粪便中检出 A 组 β 溶血性链球菌。

（4）尿中纤维蛋白原降解产物（FDP）呈阳性。

需要强调的是，急性肾炎大多可通过多休息、低盐低蛋白饮食、抗炎、降压、利尿消肿等对症处理后自愈。如果经过以上治疗后症状未缓解甚至病情进展，建议行肾活检检查，明确肾脏病病理类型，重新制订治疗方案。

（薛宁）

急性肾损伤和急性肾炎是同一个疾病吗?

急性肾损伤和急性肾炎是不同的疾病哦!

急性肾炎是 A 组 β 溶血性链球菌感染导致的肾脏病变。急性肾损伤是指各种原因导致的血肌酐升高、肾小球滤过率下降、尿量减少。典型的急性肾损伤分为三个临床阶段:少尿期(或无尿期)、多尿期和恢复期。相较于刻板的临床分期,相信朋友们更想了解生活中如何避免出现急性肾损伤。

导致急性肾损伤的原因主要有三个:

(1)肾前性因素。主要指由各种原因引起体内血容量不足而导致肾脏缺血、肾小球滤过率降低。比如当天气炎热时,"热射病"经常会对人们造成危害。主要由于人们户外活动大量出汗后,未及时补充足够的水分就容易出现人体血容量不足,导致急性肾损伤。还有同样是热搜词的"霍乱",因霍乱弧菌感染导致的呕吐和腹泻,如果没有及时补液,维持血容量平衡,也易出现急性肾损伤。因此,当你大汗淋漓、呕吐、腹泻时,记得及时补充水分。另外,心力衰竭、消化道大出血、外伤、产后大出血等都是急性肾损伤常见的病因。

(2)肾性因素。日常生活中,非甾体类抗炎药、部分抗生素、造影剂、蛇蜂蝎等生物毒素、重金属物质等可导致急性肾小管坏死、急性间质性肾炎，出现急性肾损伤，需在日常生活中谨慎使用。而部分免疫机制导致的急进性肾炎、继发性肾炎如狼疮肾炎、过敏性紫癜性肾炎也可引起急性肾损伤。

（3）肾后性因素。尤其多见于老年男性患者。主要由于前列腺增生、泌尿系统结石、泌尿系及其周围血块、肿瘤压迫导致的尿路梗阻。通常解除尿路梗阻、排出尿液后肾功能可逐渐恢复。但是，尿路梗阻时间越长，肾功能恢复机会越小，长期尿路梗阻可能导致肾实质不可逆性损害，最终导致尿毒症。

（薛宁）

慢性肾炎是急性肾炎迁延不愈的结果吗？

经常有慢性肾炎患者问："医生，我小时候得过急性肾炎，我的慢性肾炎是急性肾炎导致的吗？"事实并非如此，大部分慢性肾炎不是急性肾炎导致的。慢性肾炎全称是"慢性肾小球肾炎"，急性肾炎的全称是"急性肾小球肾炎"，虽然名字相似，但是从疾病的临床表现、肾活检的病理类型、主要发病机制和对应的治疗方法上看，是两种不同的肾脏疾病。

慢性肾炎的病因尚不十分明确，多考虑由免疫机制导致的肾脏病变，由多种病理类型组成。慢性肾炎不是一个疾病，而是一组疾病的统称。慢性肾炎通常病程比较长，病情进展缓慢，当然部分病例会出现慢性病变基础上急性加重，如短期内血肌酐快速升高、蛋白尿突然增加伴有水肿、尿量减少等表现。通常得了慢性肾炎的成年人，在身体条件允许的情况下，医生会建议行肾活检检查，以便于了解肾脏病进展情况，明确肾脏病诊断，制订下一步治疗方案。常见的肾活检病理结果为轻微病变、膜性肾病、系膜增生性肾炎（IgA 和非 IgA 型）、局灶节段肾小球硬化、系膜毛细血管性肾小球肾炎等，不同病理类型还有对应的分期。

急性肾炎多为 β 溶血性链球菌感染后导致的肾脏疾病。通常有自愈性，经过休息、低盐优质低蛋白饮食、抗感染、抗高血压、利尿治疗后，病情逐渐好转。但是如果急性肾炎迁延不愈，病程持续1年以上，的确可转为慢性肾炎。但大部分慢性肾炎并非由急性肾炎迁延而来。

　　需要提醒广大肾友的是，慢性肾炎的患者有合并急性肾炎的可能。若慢性肾炎患者出现呼吸道、皮肤、消化道等 β 溶血性链球菌感染或受其他刺激，数日内可出现病情急转直下，表现为蛋白尿突然增加，出现尿红细胞明显增加，甚至出现肉眼血尿、管型增加，颜面部和下肢明显水肿并伴有血压升高、肾功能快速恶化。部分患者经过积极治疗，病情可缓解，但仍有部分患者肾脏病指标恢复不到原来水平，逐步进入肾脏病终末期——尿毒症期。

（於佳炜）

慢性肾炎一定会导致尿毒症吗？
"三心"是关键

我国成人慢性肾脏病的发病率为 10.8%，尿毒症的发病率也逐年增加。据统计，在我国引起尿毒症的最主要原因是慢性肾小球肾炎，也就是大家经常听到的"慢性肾炎"。另外，糖尿病、高血压等慢性疾病导致的慢性肾病甚至透析的人数也日益增加。因此，大家最关心的问题就是：慢性肾炎治得好吗？

慢性肾炎有可能治好，但不是一两天就能治好的。

慢性肾炎的治疗，"三心"是关键。

（1）坚强的信心。慢性肾炎不是绝症，有时虽然难治，而且病情反复，但并不是不可治；有时虽然不能完全治愈，但只要坚持健康的生活方式，长期规律服药、复查，可以达到延缓疾病进展的效果。

（2）坚持的耐心。慢性肾炎的治疗是一个长期的过程，是一场"持久战"，不是"游击战"，欲速则不达。明确诊断，选择切实有效的治疗方案并长期坚持才是王道。

（3）坚定的恒心。得了慢性肾炎需要长期治疗，且在治疗过程中或治疗结束后易反复发作。若放松警惕性，不能持之以恒地治疗，可能会导致病情恶化。

明确病因，精准施治是确保疗效的基石。

慢性肾炎分成很多病理类型，不同病理类型的不同分期、分型治疗策略也不尽相同。对于慢性肾炎患者，许多肾科医生首先会建议做肾活检病理检查，俗称的"肾穿刺"。这是在超声波引导下用穿刺针获取肾脏组织的微创、安全的肾脏检查方法，已经广泛应用于临床诊疗。肾活检可以明确慢性肾炎的病理类型、活动性和严重性，对制订个体化的治疗方案有指导作用。

基于肾穿刺后的方案制订，糖皮质激素被广泛应用于慢性肾炎的治疗中，部分患者还需要联合使用传统或新型的免疫抑制剂和生物制剂。在使用糖皮质激素治疗的过程中，一定要遵医嘱服药，足量、长程、缓慢减药。在治疗过程中或治疗结束后疾病再次复发，或临床上出现难以解释的情况，可能还要进行重复肾穿刺。

在慢性肾炎的治疗过程中，要及时发现并有效治疗高血压、糖尿病等疾病的并发症和伴发症。这不仅可以治疗这些疾病本身，还可以在治疗慢性肾炎中起到延缓肾功能减退的作用。

（章晓燕　滕杰）

成对生长的肾脏

你知道正常情况下，一个人应该有几个肾脏吗？答案是：两个。

肾脏是人体为数不多、成对生长的器官。两个肾脏共同承担着排泄人体多余水分和代谢产物、产生多种人体必需激素的功能。

但是部分人群，由于各种原因只拥有一个肾脏，通常称为"孤立肾"。造成孤立肾的原因可分为两大类：一类由于自胚胎时期肾脏发育不良，引起一侧肾脏缺失，为先天性；另一类由于恶性肿瘤、重度肾积水、肾脏严重感染、外伤等原因，一侧肾脏被手术摘除，为后天性。

先天性孤立肾患者，多数没有明显症状，患者常在健康体格检查时发现自己比别人少了一个肾脏。更为常见的是外科手术切除造成的孤立肾，患者常合并不同程度的基础疾病，比如肾癌、肾结石、重度肾积水、肾结核等。

肾脏的功能非常强大，不管是先天还是后天造成的孤立肾，当人体仅有一个肾脏——孤立肾时，肾脏的体积会比常人稍大，我们称为"代偿性增大"。仅存的一侧肾脏需满足生理代谢需要，不得不承担着双倍工作。与拥有两个正常肾脏的人群比较，孤立肾人群具有以下几个特点：

（1）随着年龄增长，孤立肾人群的肾功能衰退出现得更早、更快、更明显。

（2）孤立肾患者对药物、缺血等造成的肾损伤更为敏感。

（3）当孤立肾患者同时患有高血压、糖尿病、高尿酸血症／痛风、自身免疫性疾病等慢性疾病时，出现肾功能减退甚至尿毒症的可能性更高，因为这些都是导致肾脏病的高危因素。

值得关注的是，在行一侧肾脏摘除术前已患有慢性肾脏病的患者，术后余留的孤立肾可能出现肾功能快速减退，甚至短期内进展至尿毒症期，存在需要肾脏替代治疗的可能。由此可见，保护孤立肾的功能，预防和控制慢性肾脏病进展是非常重要的。

（方艺　丁小强）

女性的困扰——尿路感染

48 岁的王阿姨刚刚送走每月都来"串门"的"自家亲戚"后，又面对一个新问题——一旦劳累、喝水少就出现尿急、尿频、尿道酸痛感，有时还有血尿。眼见马桶里红色的尿液，王阿姨很是担心。多次就诊，医生都说她是尿路感染。

尿路感染是最常见的泌尿系统疾病，分为上尿路感染和下尿路感染。上尿路感染也称"肾盂肾炎"，下尿路感染主要包括膀胱炎和尿道炎。根据病情的缓急可分为急性尿路感染和慢性尿路感染。症状如王阿姨的尿路感染多见于急性膀胱炎。如果出现发热、腰痛，特别是合并肾区叩击痛阳性的尿路感染患者应考虑急性肾盂肾炎。少数患者也可无任何不适症状，尤其在绝经以后的中老年和妊娠女性人群中，无症状的尿路感染更为常见。

大部分尿路感染是可防可治的，关键注意以下三点：

1. 良好的卫生习惯

月经期、妊娠期和产褥期是育龄期女性尿路感染的高峰期，应重视个人卫生。大便后清洁肛门时，卫生纸应从前往后擦，以免粪便中的细菌进入尿道；尽量穿着宽松、棉质等透气性好的内裤，避免穿紧身或化纤内裤。育龄期女性性生活后及时排尿可预防与性生活有关的尿路感染，也称"蜜月期尿路感染"。包皮过长的男性更应注意清洁，必要时行包茎矫正治疗。

2. 遵循正规治疗

最为常见的尿路感染——急性膀胱炎，抗菌治疗 3~4 天后症状会明显好转甚至消失，但此时尿内细菌并不一定完全被杀灭，停药后很容易复发，仍需多饮水、勤排尿，停药 7 天后再行尿液检查，包括尿常规和尿细菌学检查。而轻症的急性肾盂肾炎则需 10~14 天的抗菌疗程。反复发生的尿路感染疗程更长。不随意减药和停药是控制尿路感染的关键。

3. 按时规律随访

尿路感染症状消失，停药后 2 周、6 周需复查尿常规和尿培养两次以上，都正常才能算治愈。如仍有异常应考虑做进一步的检查和治疗。病情反复发作时需从下面几个方面考虑：

（1）是否合并尿路梗阻、畸形、结石、肿瘤、糖尿病和男性前列腺增生肥大等。绝经后女性由于雌激素减少，更易患尿路感染，必要时可在妇科医生指导下进行雌激素替代治疗。

（2）是否使用针对性强的抗生素。反复使用抗生素治疗的尿路感染患者，所感染的病原体多有一定耐药性，最好在使用抗生素前行尿培养检查，根据尿培养和药敏结果选择用药，或者几种药物联合应用。

（3）是否治疗疗程足够长。反复发作的尿路感染，抗生素剂量需足够大，疗程需足够长，以期达到减少复发的目的。

（钟一红）

被老天"诅咒"的一家人

某地有这样一家人，他们像被"诅咒"一样，人均活不过50岁。有的人在睡梦中去世，有的人在干活时突然离世。大家都躲着这家人。直到5年前，这家人中的小儿子外出打工，在一次体检中发现，原来他患了多囊肾。

多囊肾是一种不仅累及肾脏，而且会累及多个脏器的全身性、遗传性疾病，临床上可分为肾脏表现和非肾脏表现：

（1）肾脏表现：肾脏超声或其他影像学检查可见多发性囊肿，囊肿个数和大小随疾病进展而增加，可伴有肾结石、腰酸、腰痛、高血压等症状。尿液检查可见血尿和少量蛋白尿，当腹部或腰部用力或被撞击后，可出现肉眼血尿。疾病进展可出现血肌酐升高甚至尿毒症，需要进行血液透析或腹膜透析治疗。

（2）非肾脏表现：多囊肾患者还合并神经、消化、心血管和生殖系统病变。多囊肝发生率最高，还易伴发导致猝死的颅内动脉瘤。约10%的多囊肾患者死于动脉瘤破裂引起的颅内出血。心脏瓣膜异常、结肠憩室也是较为常见的伴发症状。

虽然目前尚无可以阻止多囊肾进展的有效治疗方法，但是有效的对症治疗可以延缓多囊肾进展至尿毒症期的步伐。

（1）生活方式改善。提倡低盐、优质低蛋白饮食。每日盐的摄入控制在 5 克以下，合并高血压应该限盐更加严格，另外味精、酱油、调味酱中也含有较多的盐，也应该加以限制。忌食用腌制类食物。戒烟戒酒，工作、生活规律，坚持每周 150 分钟有氧运动，保持乐观的情绪。

（2）对症药物治疗。多囊肾患者泌尿道感染和肾结石较为高发，规范地抗感染治疗和排石治疗是非常必要的。根据血肌酐水平、电解质情况和血压情况选择抗高血压药物，对于血肌酐 <265 微摩尔 / 升或肾小球滤过率 >30 毫升 / 分钟 /1.73 平方米，肾素 – 血管紧张素 – 醛固酮系统阻断剂是首选。规范、科学治疗肾性贫血、代谢性骨病，以期达标。

（3）针对囊肿的治疗。多囊肾中晚期随着囊泡逐渐长大，压迫周围组织，患者易出现腰酸、腰痛症状。部分患者会选择对囊肿行去顶减压术，减轻囊肿对肾和周围组织的压迫，改善症状，同时减轻剩余肾单位挤压缺血。囊肿减压术可以缓解症状，改善生活质量，但也有研究显示，无论多囊肾患者是否合并高血压，该手术对延缓肾脏病进展无明显获益。

（4）针对血尿的治疗。多囊肾患者容易出现血尿，严重者持续肉眼血尿，长时间不缓解。这时建议多囊肾早中期患者减少活动，以卧床休息为主。对多囊肾尿毒症已经透析或即将透析患者，若出现难以控制的严重血尿，可考虑介入下行肾血管栓塞止血。

（5）尿毒症期治疗。多囊肾患者进入尿毒症期，即肾小球滤过率 <15 毫升 / 分钟 /1.73 平方米，可以采取透析治疗。部分患者可行肾移植替代治疗，但较其他原因导致尿毒症，患者肾移植的手术难度高、并发症多。

（6）基因治疗。这是遗传性疾病最理想的治疗方法，目前尚在探索和研究中。

（薛宁）

肾脏长瘤都是坏东西吗？

肾囊肿，是由各种原因导致肾脏形成的一个或者多个囊状的肿块，里面大多包裹着液体。肾囊肿可分为单纯性和复杂性两类：

（1）单纯性肾囊肿较为多见，属于良性的病变，大多没有明显的临床症状，肾囊肿较大的患者可能稍有腰酸、腰痛。

（2）复杂性囊肿相对比较少见，但它确实可能是恶性肿瘤，需要仔细鉴别。

肾囊肿有恶性病变可能，那么肾囊肿均需要治疗吗？

单纯性肾囊肿，患者多在体检和其他检查中偶然发现，常无明显症状，仅需定期复查，无需处理。少数单纯性肾囊肿患者可出现镜下血尿，极少数患者可出现囊肿破裂、腰痛、腹部肿块、感染、高血压等症状。如果在复查过程中发现肾囊肿短期内增大速度较快，需要加以重视，排除恶性病变、囊内出血的可能。

单纯性肾囊肿的患者绝大多数没有明显的临床症状，建议患者定期复查，若出现如破裂、血尿、疼痛、腹部肿块、感染、高血压或影响日常生活等情况发生，可以在对症处理的同时采取超声引导下囊液穿刺抽吸、腹腔镜下肾囊肿去顶减压手术或肾囊肿切除术等。

复杂性肾囊肿，初诊时需要引起医患的重视。首次发现建议进一步行增强 CT、MRI 等明确病变性质，排除肾脏的恶性肿瘤或其他疾病。对于明确为恶性，或是囊肿分级高（分为 I ~ IV 级）的患者，可考虑根据病变性质进行手术治疗。良性的复杂性肾囊肿也不能掉以轻心，需定期随访。

　　总而言之，大部分肾囊肿是良性病变，不需过于担心，若没有明显的症状仅需定期随访、复查。部分复杂性肾囊肿存在恶性病变可能，需要进一步的检查，必要时手术治疗。

（沈子妍　王一梅）

侦破肾脏病的小细节

肾脏病起病非常隐匿，有些症状不太明显，一些生活中的小细节会提示我们，肾脏可能出了问题，要尽快检查。那么，怎样通过生活中的小细节"侦破"肾脏病呢？

（1）水肿。

当出现眼睑、颜面部、双踝、小腿水肿，一般都会想到查查肾脏。当你平时容易摘戴的戒指现在变得发紧，手指发胀、不容易弯曲，腿上袜子的松紧带痕迹变得明显，体重快速增加……这些都提示你可能有水肿了，应该及早查查肾脏。

（2）尿液改变。

正常情况下，尿液也可以有少量泡沫。当尿液中含有泡沫，振荡尿液后可出现持久难消的泡沫，那么，就要区分是否有蛋白尿。最为简单有效的方法就是到医院做一个尿常规检查，就能当场明确了。当尿色变红呈西瓜水、洗肉水样或红酒、酱油样等，新鲜的尿液有异味、颜色混浊，排尿次数和尿量明显增加或减少，正常饮水情况下夜尿大于 2 次 / 晚等，也需要筛查肾脏病。

（3）其他症状。

难以控制的高血压，腰酸、腰痛、食欲减退、贫血、皮肤瘙痒、口腔异味等症状均可能提示肾脏出现问题，建议到医院做肾脏检查。

　　享受生活的同时别忽视仔细观察生活，生活中的小细节、不经意的症状往往给我们许多提示，不要大意忽略，应尽早到肾脏专科做相关检查，拯救肾脏健康。

（钟一红）

泡沫尿！肯定是得了肾脏病吗？

一天早晨，小王起床小便时发现马桶里的尿液上漂着一层泡泡。睡眼蒙眬的小王瞬间清醒了，立即向公司请假去医院看病。

经过一系列尿液检查，医生告诉小王他的肾脏很健康。那么，出现泡沫尿是怎么一回事呢？

尿液中泡沫生成主要与尿的表面张力有关。尿液表面张力越高，越容易形成泡沫尿。什么情况下会导致尿液表面张力高呢？尿液中如果有机物质、蛋白、黏液等增加都可能导致尿液表面张力增高，出现泡沫尿。比较常见的是尿液浓度增加、排尿过急或男性精液随尿液排出等情况都可能出现泡沫尿。

很多人不喜欢喝水，你可能不知道，饮水过少，或者出汗过多、腹泻没有及时补充水分、晨尿等情况下，尿液浓缩状态下尿液中各种成分浓度增加，尿液表面张力增加，易形成泡沫尿。

男性排尿时站得比较高，在重力作用下，往往会出现排尿过急，尿液冲击马桶水面，空气和尿液混合易形成泡沫尿，但一般这种泡沫尿较易消散。对于男性来说，尿液中偶尔混有精液，也可以出现泡沫尿。常见于逆行射精、性兴奋时尿道分泌黏液增加、遗精后等。

原发性肾小球肾炎和各种继发性肾脏病如糖尿病肾病、高血压肾病、痛风性肾病、多发性骨髓瘤等都会出现蛋白尿。尿道感染患者的尿液中炎性分泌物增加，某些产气菌感染均可导致尿液产生气泡，如膀胱炎、前列腺炎等。糖尿病患者或肾脏病导致肾糖阈下降的患者，尿液中糖含量增加，使尿液表面张力增强而出现泡沫尿。有些比较罕见的情况，如膀胱结肠瘘等疾病患者也可出现泡沫尿。

特别需要提示的是，有的家庭会在便池中加入消毒剂或去垢剂，这也可能出现泡沫尿，需要及时鉴别。

因此，如果你偶尔出现泡沫尿不要太过焦虑，对于有持续泡沫尿的人群，应及时去肾病专科查一查尿液，明确病因，早期诊断，早期治疗。

（滕杰）

不容忽视的蛋白尿

经常有人体检后发现蛋白尿呈阳性，自觉排尿后有很多泡沫，甚至泡沫很长时间不消散，自己就开始忧心忡忡，担心得了肾病。那么，什么才是蛋白尿？泡沫尿一定是蛋白尿吗？

什么是蛋白尿？

蛋白尿是泌尿系统常见的临床表现和检测指标。人体的肾脏就像一个滤过器，肾小球的毛细血管就像是一个个小筛子，正常情况下，筛子是允许小分子蛋白滤过的，所以，正常人的尿中是可以检测到蛋白质的，并且 24 小时蛋白质的含量一般不超过 150 毫克。当尿中蛋白含量大于这个数值（150 毫克 /24 小时）时，尿常规的蛋白定性就为阳性，即蛋白尿。

泡沫尿一定是蛋白尿吗？

不一定。正常情况下，尿液形成的气泡很小。当饮水不足、站立排尿或者尿急的时候，由于尿液浓缩积累了一定量的有机物，以及排尿角度和速度的改变，容易出现泡沫尿。但此时送检尿蛋白定性常常是正常的。

蛋白尿是如何产生的？

蛋白尿产生有诸多原因。当肾小球损伤时（肾脏原发病，继发性肾脏病如糖尿病肾病、系统性红斑狼疮等）往往产生大量蛋白尿，一般 24 小时定量大于 2 克。当肾小管损伤时（常见于高血压早期，高尿酸引起的肾损害，或者长期服用感冒药、止痛药等引起的肾损害），也会产生蛋白尿，这类蛋白尿往往表现为小分子蛋白增多，24 小时定量一般小于 1 克。当血液中蛋白成分增多时，血管内溶血、横纹肌溶解，会产生肌红蛋白尿、血红蛋白尿。还有一些特殊的情况，多发性骨髓瘤的患者尿中 M 蛋白增多，由于尿常规不能检测这类蛋白，往往尿常规仅为弱阳性，而 24 小时蛋白增多，导致尿蛋白定性和定量不一致。

如何鉴别假性蛋白尿？

当然，日常中也常见假性蛋白尿，如混入精液或者前列腺液、血液、脓液或者肿瘤的分泌物以及月经血、白带等，常规的尿蛋白定性可呈阳性反应。或者尿液放置时间过长，可析出结晶，使尿液变浑浊，容易被误以为蛋白尿。

当我们尿中出现泡沫，不要惊慌，有些可能是正常现象，有些蛋白尿确实是肾脏出现问题，建议及时去医院就诊，结合病史及临床症状，医生会作出判断，必要时行肾穿刺病理检查。

（赵忻阶）

读懂肾病检查结果

眼睑水肿了，记得做这些检查，
让肾脏病无所遁形

小沈最近工作很忙，熬夜加班是常态。某天早上小沈起床后发现眼睑肿了，原来的双眼皮变成了单眼皮、水泡眼。以前，小沈曾在网上看到肾脏病科普文章说"眼睑水肿"可能是肾脏病的表现。"难道我得了肾病？"一个可怕的念头萦绕在小沈脑海中。

心事重重的小沈来到医院，想把肾脏"彻头彻尾"地查一下。医生听了小沈的讲述，耐心地介绍了肾脏病相关检查，为他选择了适合他的肾脏病检查项目。

其实，常见的肾脏检查包括尿液检查、血液检查、影像学检查，当然还有创伤性的肾活检病理检查。

最为常用的尿液检查包括尿常规、尿红细胞相差显微镜检查、尿微量白蛋白／肌酐比值、24小时尿蛋白定量，尿路感染患者还应该做中段尿病原体培养检查等；血液检查包括肾功能及由肾功能和患者年龄等条件估算的肾小球滤过率等；影像学检查包括肾超声检查、X线和（或）CT、磁共振（MRI）、同位素肾图，年轻的高血压患者还应该进行肾血管超声波（检查）等。

不同症状、不同并发症人群选择的检查项目不尽相同，具体怎么选，要听肾脏专科医师的建议。

（张臻）

尿液检查做了一遍又一遍，
是不是医生给我做了多余的检查？

　　小沈最近总是发皮疹，有时还有排尿不适，体检发现尿常规中有蛋白 2+，隐血 3+。体检中心建议小沈到医院作进一步检查。谨慎的小沈把早上解的晨尿留好带到医院，可是肾科医生开了好几个尿液检查。一会儿叫他留中间段尿液送检；一会儿叫他留新鲜尿液送检，不用他从家里带来的尿液；一会儿又叫他带个桶回家留 24 小时尿液。小沈觉得很疑惑，心想："这个医生是不是给我做了重复的检查？"

　　尿液检查是评估和诊断泌尿系统疾病及判断预后最常用、最基础的检查方法，肾脏病的评估更少不了尿液检查。针对不同的肾脏疾病，尿液检查项目也不同，医生会根据患者提供的病史和病情挑选合适的尿液检查项目。但是，不同人群饮食、饮水习惯各异，同一个人每次留的尿液都不尽相同，所以有些尿液检查需要重复几次方可得出结果。

　　各种原发性或继发性肾脏和泌尿系统其他器官疾病均会出现尿检异常。例如，肾小球肾炎、尿路感染、糖尿病肾病、狼疮肾炎、药物相关性肾病和遗传性肾病等都可能出现蛋白尿和（或）血尿和

（或）白细胞尿。

　　部分疾病在早期可以表现为尿液检查正常，随着疾病进展，尿液检查结果会发生明显变化。患者接受治疗后，尿液检查也是评定疾病是否好转或痊愈的重要指标。因此，反复做尿液检查是必要的。

（徐夏莲）

血肌酐正常肾脏就没问题吗？

45 岁的小沈两年前体检时发现尿蛋白呈阳性，但是血肌酐值在正常范围内，自己没当一回事儿。今年体检时发现血肌酐升高，吓得他赶紧到医院就诊。医生查看了他以往的肾功能检查结果，发现最近两年他的血肌酐水平虽然在正常范围内，但是一直接近正常值上限。小沈一脸疑惑地问："不是血肌酐正常，肾脏就没问题吗？"其实，他的肾脏早就发出了预警信号。

血肌酐的确是健康体检的必查项目，也是检测肾脏功能最为常用的指标。很多人认为自己的血肌酐指标在正常范围，肾脏就完全没问题。殊不知，血肌酐值并不能及时、精确地反映肾功能。

血肌酐不能反映早期肾脏病

健康成年人的肾脏由 180 万~200 万肾单位组成，其中只要有一半的肾单位功能正常，血肌酐即可维持正常范围。所以，先天或后天因素导致仅一个肾脏的患者，他们的血肌酐也可以维持正常。因此，血肌酐并不能反映早期、轻度的肾功能下降。

不同人群血肌酐水平不同

肌酐主要由肌肉代谢产生，与肌肉量和肌肉伸缩程度关系密切。如长期健身者肌肉量大，则肌酐生成量大；女性、老年人群肌肉量小，肌酐生成量相对较少；恶性肿瘤、糖尿病等慢性病患者以及长期卧床的患者、身材消瘦的人，由于身体肌肉量较少，故血肌酐水平也相对较低。

总而言之，女性、老年人、消瘦人群的血肌酐值应比普通人低一些才算正常。

肾小球滤过率是评估肾脏功能的关键

当你的体检结果显示血肌酐值已接近正常值上限时，应该估算肾小球滤过率。肾小球滤过率可以结合性别、年龄、体重等数据，用公式计算，也可行同位素肾图检查，这种方式还能评估单侧肾脏的功能（即分肾功能测定）。故患有高血压、糖尿病、高尿酸血症/痛风、自身免疫性疾病、肝炎、肿瘤等易引起肾脏病的高危险人群，应定期随访肾功能，做肾脏功能评估。

（邹建洲）

肾脏检查只查尿常规和血肌酐就行吗？

很多人体检时，由于担心留取尿液麻烦，往往只做抽血和超声、CT 等影像学检查，不做尿液检查。其实，这是非常不可取的。尿液检查是筛查早期肾脏病不可或缺的检查。尿液、血液和影像学检查是肾脏病检查的"三驾马车"。但是，尿液检查不仅仅是做尿常规，血液检查也不仅仅是查肌酐，不同病症需要做不同的尿液、血液和影像学检查。

检查一：尿液检查

（1）尿常规：这是最基本、最简单的尿液检查。各种医疗机构基本都可以做这个检测。尿常规结果可以初步判断尿液中是否有血尿、蛋白尿及尿路感染等情况。

（2）尿红细胞相差显微镜：如果尿常规检查发现血尿，建议做尿红细胞相差显微镜检查，进一步观察尿中红细胞的形态，判断尿红细胞是不是肾小球肾炎所致。

（3）24 小时尿蛋白定量：对于尿常规提示有蛋白尿的患者，建议检测尿微量白蛋白 / 肌酐比值，同时收集 24 小时尿液总量。若 24 小时尿蛋白总量超过 150 毫克，就被认为有蛋白尿。同时，如果检测单位条件允许，还可进一步做 24 小时尿系列蛋白分类、尿电解质、尿肌酐、尿素氮、尿酸等检查。

检查二：血液检查

（1）肾功能评估：包括尿素、血肌酐和尿酸等检查项目。血尿素升高不一定表示肾脏病的严重程度，与蛋白质代谢和肠胃道的出血相关。用受检者血肌酐、体重、年龄、性别等因素估算内生肌酐清除率可反映肾小球滤过功能。

（2）与肾脏疾病相关的其他血液检查：各种自身抗体、感染、肿瘤、免疫固定电泳等继发性肾脏病检查。

检查三：影像学检查

（1）超声波：是体检的常规检查项目，利用回音形成的影像，发现肾脏外形大小及内部构造的变化。对于血尿患者，建议做肾、输尿管、膀胱、前列腺（男性）检查。

（2）X线/CT：腹部X线片可看出两侧肾脏的位置、大小，是否有结石等。需要说明的是，腹部X线平片检查一般不需注射显影剂，而静脉肾盂造影需要注射造影剂，肾功能不全或有基础肾脏疾病患者须谨慎选择。CT对于肾结石较超声波敏感，同时可以对肾肿瘤、脓肿、囊肿、积水进行筛查。

（3）磁共振（MRI）：对普通X线不能检查出的泌尿系统占位和形态异常作进一步诊断。由于增强MRI注射的造影剂一般是钆，对肾脏影响较CT造影剂小。

（4）同位素肾图：利用具有同位素标记的药物注入静脉后，描述放射性药物在肾内浓聚和排出的速度和动态显像，判断左、右肾脏的分肾功能。对于儿童和妊娠期女性应谨慎使用。

对于创伤性检查——肾活检，虽然检查步骤烦琐，患者需要接受微创手术，但是肾活检病理诊断才是诊断肾脏病的"金标准"。病理结果为今后制订肾脏病治疗方案、判断预后有重要作用。总之，肾脏检查复杂多样，遵医嘱，选对检查方式才是关键。

（张臻）

肾病的诊断和治疗

肾穿刺让肾脏病无处遁形

小沈体检发现蛋白尿呈阳性，医生经过检查后建议小沈做肾穿刺，疑惑的小沈向医生发出三连问："我的肾脏已经有问题了，还要做肾穿刺？""你不是说我是肾炎吗？为什么还要穿刺？""肾穿刺会不会伤肾？"

其实，当医生建议肾病患者做肾穿刺检查时，肾病患者有这样的疑问和顾虑十分常见。

肾穿刺活检病理检查是一种安全性高、创伤性小的检查手段，它是确诊肾脏病的方法，对肾脏疾病的诊断、治疗和判断预后有着极其重要的意义。

肾穿刺怎么做？

肾穿刺活检术是用穿刺针从患者的肾脏中取出少量肾组织，通过光学显微镜、免疫荧光、电子显微镜等，对肾组织进行病理检查，从而对肾脏疾病的类型、严重程度、预后等作出判断。患者术前需停用抗凝、活血药物，并学会卧床排尿；术中能听从医生口令，配合做呼吸、屏气等动作；术后平卧8小时，无明显水肿和尿量减少患者鼓励多饮水、排尿。若24小时后仍有肉眼血尿者应继续卧床。一般术后 1 周内应少活动，3 个月内不剧烈活动和进行重体力劳动。

需要做肾穿刺的肾病患者

（1）不明原因的蛋白尿阳性和（或）血尿伴或不伴慢性肾功能减退者。

（2）不明原因急性肾损伤者。

（3）考虑肾小球、肾小管 - 间质病变的肾脏病患者。

（4）肾移植术后患者发生蛋白尿、血尿、肾功能下降等。

不适合做肾穿刺的肾病患者

（1）有明显出血倾向者。

（2）一侧肾脏萎缩或孤立肾者。

（3）有肾血肿、肿瘤、脓肿或感染者。

（4）精神病患者或不能配合操作者。

（5）重度高血压或血压控制不佳者。

（6）妊娠期女性等。

（滕杰　丁小强）

肾穿刺是致病的毒药还是救命的解药?

　　很多肾脏病患者最担心的是——肾穿刺会不会伤肾？尤其是当医生告知肾穿刺相关风险后，更会犹豫再三，望而却步。肾穿刺的确是一项有创伤性的肾脏检查，既然有创伤，风险是必不可少的。其实，少数患者会在术后发生出血、腰痛等不适，仅极少数患者出现严重的大出血。只要严格掌握手术适应征，规范操作，术中、术后患者遵医嘱，肾穿刺是一项安全的有创性检查。

　　肾穿刺的目的是取得病理结果后制订治疗方案。如何看肾穿刺报告是很多患者非常关心的问题。肾穿刺报告可提供三方面的信息：

　　（1）肾脏疾病的类型。如通过肾小球、肾小管–间质和血管的病变情况，诊断肾脏疾病。常见的肾脏疾病有微小病变、膜性肾病、系膜增生性肾炎等。还有一些继发性肾脏病，如糖尿病肾病、高血压肾病、狼疮肾炎等，医生会根据病理结果选用不同的治疗方案。

　　（2）肾脏病的严重程度。同一种病理类型的不同分期、疗效及预后也不同。

　　（3）肾脏病的治疗预后。急性病变经积极干预后预后较好，慢性病变预后稍差。

特别提醒广大病友，肾穿刺病理结果较为专业，需要经验丰富的肾脏专科医师解读，并根据每一位患者的个体情况和并发症，制订合适的治疗方案，切勿轻信偏方、谣言。

（滕杰　丁小强）

慢性肾病，治疗急不得

很多慢性肾病患者得知自己患病后比较担心。国内的一项研究表明，约 20% 的慢性肾病患者有焦虑、抑郁、敌意等心理问题。这些紧张不安的心理状态还可能加重肾脏病，加快肾脏病的进展，影响肾病疗效和预后。要防止慢性肾病患者产生这些心理问题，需要医务人员、患者本人及家属共同努力！

医务人员指导患者，正确认识慢性肾病

慢性肾病是导致尿毒症的主要病因。早期发现、早期治疗、规律随访可以延缓慢性肾病进展。医务人员要向患者解释病情，消除患者对疾病的误解，减少患者对肾病的恐惧感，帮助患者树立战胜疾病的信心。

肾病患者调整心态，积极应对慢性肾病

耐心、信心是慢性肾病治疗的法宝。慢性肾病不同病理类型，疗效也不同。有些肾病用药数周后即有好转；有些肾病则需要 2~3 个月甚至半年的治疗才能看到疗效；而有些肾病当前的治疗效果不好，需要更换药物，调整治疗方案。即使是同一类型的肾病，不同

患者对同样方案的治疗反应也会不同。因此,"耐心"在肾病治疗中十分重要。

患者要给予医生充分的时间和信任治疗肾病,要相信医生会帮助自己度过治疗的瓶颈期。不建议在不同的医生、不同的治疗方案之间"打游击",打一枪换一个地方的治疗方式不可取。部分患者甚至有意隐瞒之前在其他医院或医生处治疗的情况,自以为聪明,结果往往会耽误自己的病情。

家庭成员和亲友的支持,延缓肾脏病进展

慢性肾病在年轻人中发病率较高,由于社会、工作、家庭因素给慢性肾病患者造成了较大的精神压力,因此家庭和亲友的支持和鼓励非常重要。家人对患者的理解、安慰、关心、爱护、照顾,可缓解患者的焦虑、恐惧和悲观的情绪,对延缓肾脏病进展有积极作用。

慢性肾病要慢治,但不可不治。这是一场持久战,耐心、信心和关心是胜利的法宝。

(钟一红)

激素是肾病神药还是致命毒药？
肾病好了，激素能停吗？

谈到治疗肾脏病，糖皮质激素（以下简称"激素"）、免疫抑制剂和降压药是一定会被提及的。对于活动性肾炎患者，激素因为具有抑制免疫细胞信息传递、抑制机体的免疫反应的作用，被广泛应用，是治疗肾小球、肾小管 – 间质肾炎的重要药物。

切忌擅自减量或停用激素。糖皮质激素是肾炎最常使用的药物。医生会根据肾活检病理结果，结合患者的临床表现，如 24 小时尿蛋白量、血肌酐及其并发症、合并症等，选择合适的激素治疗方案。一般激素治疗方案中，初始剂量较大，有的患者需要一次性服用十几片激素，甚至需要静脉使用大剂量激素冲击治疗。此后，医生定期复查患者的血、尿指标，缓慢将激素剂量减少。激素用量越小，减药速度越慢，直至停用。特别需要提醒患者的是，如果不遵医嘱，擅自随意减药和停药，不但会导致肾脏病复发，而且在今后的激素治疗中，疗效可能会减弱甚至无效；若突然停药，长期大量使用激素的患者可能出现全身不适，如无精打采、乏力、倦怠、食欲减退、恶心、体重减轻、头晕和体位性低血压等肾上腺皮质功能不全的表现，甚至出现肾上腺危象，可能危及生命。

　　使用激素确实存在不良反应，尤其是在使用大剂量、长疗程方案的情况下，不良反应更易出现。比如，感染、高血糖、高血脂、高血压、失眠、消化道出血、骨质疏松等，也有血栓形成的风险以及罹患股骨头坏死等疾病，影响生活质量。

（薛宁）

降压药也能治疗肾脏病，
是谣言还是事实？

刚刚就诊过的患者小王气愤地返回诊室，大声斥责："医生，我没有高血压，我得的是蛋白尿，你给我开了降压药！你开错药了！"

周围待诊的患者一片哗然。"人家没有高血压，这个医生开错药了，我要换医生，我不要排在这个诊室了。""医德……"

医生定了定神，和小王解释起来。

肾脏是调节人体正常血压的重要脏器。调查显示，肾病患者的高血压患病率高达 58.0%~86.2%；当肾脏疾病进展到尿毒症期，高血压的患病率可达 90%。肾脏病变引起的血压升高称为"肾性高血压"。高血压也会导致和加剧肾脏疾病进展，表现为蛋白尿和肾功能减退。肾脏病与高血压互为因果，互相促进，形成恶性循环。

控制血压很关键

控制血压是治疗和延缓肾脏病进展的利器。肾病患者使用降压药是为了防止血压升高导致肾脏病快速进展，出现蛋白尿增多和血肌酐进行性升高，甚至出现心力衰竭等危重症。控制血压是一个长期的过程，即使肾病患者血压已降至正常，仍需长期服用降压药，维持血压稳定。××普利或××沙坦这类的降压药物除了降压之外还有降低蛋白尿、抑制肾纤维化的作用。即使像小王这样有蛋白尿但血压正常的患者，如果没有使用禁忌，也建议长期使用。肾病患者血压控制的第一目标为<140/90毫米汞柱，如果患者可以耐受，尽量将血压控制在130/80毫米汞柱以下。

控制血压不可能一蹴而就，可以在2~4周将血压控制在目标值内，并规律监测，长期达标。但是，我国肾病患者血压控制达标率较发达国家低。

选对降压药是王道

肾病患者高血压患病率明显高于伴发其他慢性疾病人群，血压也更难控制，部分患者需要服用多种降压药物以维持正常血压。目前，肾病患者常用的降压药有五类：

（1）钙通道阻滞剂。如硝苯地平、氨氯地平、非洛地平、地尔硫卓、维拉帕米等，是我国高血压患者最常用的一类降压药。

（2）血管紧张素 II 受体拮抗剂（××沙坦）。如氯沙坦、奥美沙坦、缬沙坦、厄贝沙坦等。对于肾病患者而言，这类降压药除能有效降低全身血压外，还可减少蛋白尿，保护肾功能，只要可以耐受，宜长期使用。

（3）血管紧张素转换酶抑制剂（××普利）。如培哚普利、赖诺普利、卡托普利等。此类药物与沙坦类降压药有相似的作用，但是起初服用的2周可能出现干咳，若患者无法耐受需要调整。

（4）β 受体阻滞剂。如美托洛尔、比索洛尔等。有降压和减慢心律作用，长期使用者撤药时需缓慢减量，突然停药可导致高血压反跳、心律失常等症状。

（5）利尿剂。如呋塞米、托拉塞米、螺内酯、氢氯噻嗪等。此类降压药可促进尿液排泄，减少体内的血容量，从而降低血压。但是，用药期间应定期复查血电解质等指标。

　　需要注意的是，服药期间，患者须遵医嘱定期评估肾小球滤过率和血清电解质水平，每日测量血压，以防体位性低血压的发生。

　　肾病患者必须积极控制血压才能延缓肾脏病的进展；高血压患者也要积极控制血压才能减少肾脏病的发生。因此，控制血压是关键，选对降压药是王道。

（薛宁）

尿路感染治疗，屡战屡败，
原来是滥用抗生素惹的祸

50 岁的吕女士一直有个难言之隐。3 年前，她跟团出国游玩，舟车劳顿后出现了尿频、尿急、尿痛症状。由于语言不通再加上跟团游时间紧张，她随意吃了一点自备的抗生素。从那以后，吕女士的尿急、尿频、尿痛症状反复发作，尿检提示白细胞阳性，服用抗生素症状稍有缓解，但是抗生素一停症状就出现，有时还会合并霉菌性阴道炎，下身奇痒难耐。这些令人尴尬的症状害得吕女士不敢出门。

难道吕女士得了怪病？还是抗生素质量不过关？都不是。

如吕女士这般受到尿路感染困扰的患者很多，他们往往因为各种原因没有正规使用抗生素，结果造成"尿感"屡治屡发的尴尬局面。尿路感染发作时，及时选用适量、有效、足够疗程的抗生素治疗，才能有效控制感染。

临床上也会有部分患者，他们与尿路感染"交锋"，屡战屡败，疾病久治不愈或反复发作。究其原因，可能与以下几个因素相关：

忽视尿培养，直接使用抗生素

导致尿路感染的病原体除了细菌外，支原体、衣原体、真菌等都可能是致病的元凶。临床中，遇到很多尿路感染患者觉得做尿培养麻烦而放弃检查。他们往往是一感到有小便不舒服，就随意使用抗生素。殊不知，尿病原体培养和药物敏感实验能指导用药和治疗。

使用抗生素剂量不足，感染持续存在

有的尿路感染患者担心药物不良反应，擅自减少抗生素使用剂量，导致血药浓度不足，达不到消灭病原体的效果。明确感染源后，需选定敏感的抗生素。足量的抗生素治疗才能快速消灭病原体，治愈感染。抗生素剂量不足，不能将病原体全部消灭，感染持续存在，甚至变成慢性感染。另外，这样做也很容易导致细菌耐药发生。

使用抗生素疗程不足，感染反复发作

不少尿路感染患者，尿急、尿频、尿痛症状一减轻或消失就自行停药。停药后，既不复查尿常规也不做尿培养。实际上，尿路感染症状减轻或消失时，可能致病的病原体并未被彻底消灭，过一阵子会死灰复燃，感染反复发作或迁延不愈。因此，"用对药，疗程足"是尿路感染抗生素治疗的关键。

频繁更换抗生素，病原体产生耐药性

有部分尿路感染患者抗生素才用了 1~2 天，感觉症状没有完全好转，听别人说某抗生素是治疗尿路感染的"神药"，就马上自行换药，如果仍然没有缓解就继续换药，如此循环往复。殊不知，频繁换药可增加抗生素耐药性，这也是尿路感染久治不愈的重要原因。遵医嘱用药才能有效治疗尿路感染。

忽视同时治疗尿路感染的危险因素

患有糖尿病、妇科炎症、泌尿道结石、肾盂积水等疾病者，更易患尿路感染。在治疗尿路感染时应一并加以治疗，否则也会导致屡治屡发。

综上所述，尿路感染发作时，遵医嘱，选用有效、适量、足疗程的抗生素治疗，同时重视治疗并发症是控制感染的利器，让治疗尿路感染从"屡战屡败"变为"百战百胜"。

（邹建洲）

尿毒症晚期患者如何掌握透析的最佳时机？

透析是治疗尿毒症的主要方法。尿毒症晚期患者体内毒素不断蓄积，对心、肺、肝和神经系统等重要脏器产生不可逆转的损害，需要血液透析（以下简称"血透"）或腹膜透析（以下简称"腹透"）来延续生命。近年来，血透和腹透技术已有长足进步，尿毒症患者适时透析能有效避免或减轻肾外重要脏器损害，有利于减少各种并发症的发生，延长生存时间，提高生活质量，并可减轻医疗负担。

透析不是越早越好，但更不是采用"拖"字诀——越晚越好。

尿毒症患者过早透析不一定能明显延长寿命和提高生活质量，但过晚透析易出现严重并发症，甚至影响寿命。那么，如何掌握最佳透析时机呢？

目前，肾功能的评估多采用肾小球滤过率（eGFR）进行评估。多个研究建议 eGFR 小于 10 毫升 / 分钟 /1.73 平方米时应考虑透析治疗。比较特别的是，糖尿病肾病患者的并发症出现得更早、更多、更严重。这类尿毒症患者应适当提早接受透析治疗，可考虑在 eGFR 小于 15 毫升 / 分钟 /1.73 平方米时即可开始透析。

若尿毒症晚期患者出现胃口差、恶心、呕吐等消化道症状，且不能用尿毒症以外的原因解释，即使没有达到 eGFR 的标准，也可考虑准备开始透析治疗。

当尿毒症晚期患者出现尿毒症急性并发症，如出现急性心衰、尿毒症脑病、严重高血钾和酸中毒等严重并发症，经过药物治疗无法有效控制，则是紧急透析的指征。另外，对于营养不良患者，虽经积极非透析治疗仍不能纠正的，也应考虑开始透析治疗。

除了选择合适的透析时机，尿毒症晚期患者还应考虑选择透析的方式。那么，到底选择血透还是腹透？需要做什么准备呢？这些应根据患者的肾功能、营养状况、临床症状、既往病史等综合因素，同时也应参考患者的原发病、年龄、医疗状况等。

不管何种原因导致的尿毒症，一旦肾小球滤过率（eGFR）下降到一定程度，应加强肾内科专科随访，和医生充分沟通，确定肾脏替代治疗方案，并做好透析前的准备工作，适时开始透析，以达到延长寿命、提高生活质量的最佳治疗效果。

（邹建洲　丁小强）

尿毒症患者应如何选择治疗方案？血液透析还是腹膜透析？

尿毒症晚期患者需要接受肾脏替代治疗，清除体内多余的水分和部分代谢废物，维持人体电解质和酸碱平衡，以维持生命。目前肾脏替代治疗主要有血液透析、腹膜透析和肾移植。最为理想的肾脏替代治疗为肾移植，就是将一个"正常"的肾脏移植到患者体内，代替原来的肾脏工作，这是最有效的肾脏替代治疗。但是，由于供体肾脏来源有限，在临床治疗中受到一定的限制。更多的尿毒症晚期患者需要接受血液透析或腹膜透析治疗。

那么，究竟应该选择血液透析还是腹膜透析呢？

1. 血液透析

血液透析需要提前建立血管通路，每周 2~3 次，每次 4~5 小时透析治疗，可以快速清除毒素及水分。一般由医务人员在医院完成治疗，故需要按照医院安排的固定时间前来行透析治疗。血液透析可以快速清除水分和毒素，也可能导致透析后失衡症状（恶心、呕吐、痉挛、头痛、高／低血压），发生血液感染机会也较高。

2. 腹膜透析

腹膜透析需要提前置入腹膜透析管，故既往有腹部大手术病史的尿毒症患者需提前告知医生。每日 3~5 次换液，每次约 30 分钟，有条件者使用自动腹膜透析机可减少换液频次。一般患者在家中或任何适合换液场所可完成治疗，治疗时间较为灵活，可依据自己作息弹性调整。治疗呈持续缓慢脱水，平稳清除毒素及水分，血压平稳，透析中一般不会有不适感。但是，患者或陪护人员操作时需严格、规范，注意手卫生，防止腹腔感染。

在某些经济不发达的偏远地区，在尚未开展血液透析或腹膜透析疗法的基层医院，口服胃肠道透析液、中药灌肠等疗法因其费用低廉、技术简单、操作方便，也可作为不得已而为之的一种替代治疗方案。

（滕杰）

尿毒症透析患者出现低血压怎么办?

很多人都听说过肾脏不好的人会出现高血压。殊不知,不少接受血液透析(以下简称"血透")的尿毒症患者还会常常出现低血压。

血透相关低血压的临床危害以往常常被忽视。

事实上,低血压的危害并不亚于高血压,特别是血透中频繁发作的低血压现象,是预后欠佳的重要标志。那么,血透患者如何预防低血压呢?

血透中低血压表现为患者在透析当中特别是透析后半程,随着脱水量的逐渐增加出现头晕、出汗、心悸、黑蒙等人体低灌注症状。

透析中低血压常见的原因是脱水速度过快导致的有效血容量过低,因此预防透析相关低血压主要在于控制血液透析间期的体重增加。

血液透析间期体重能增加多少呢?

一般来说,透析间期的体重增加应小于干体重的5%,最好能够控制在3%。以50千克体重的患者为例,两次透析之间体重增加应该在 1.5 千克至 2.5 千克。在此基础上，通过调节透析液钠浓度梯度，定期补充生理盐水等透析处方进行细化管理，能够最大程度降低透析中低血压发生概率。经过上述处理仍出现透析中低血压的患者，应该重新评估干体重，调整或者停用降压药物，必要时给予升高血压的药物治疗。

（王雅琼　谢烨卿）

尿毒症透析患者出现高血压怎么办？

高血压一直是困扰尿毒症患者的问题。尿毒症血液透析（以下简称"血透"）患者如何做好血压管理呢？

影响血透患者出现高血压有以下几个因素：①体内盐和水分超负荷；②动脉硬化；③交感神经和肾素－血管紧张素系统激活。除此以外，内皮细胞功能的紊乱、睡眠呼吸暂停以及使用红细胞生成素等，都可能影响血透患者的血压。因此，找到影响血透患者出现高血压的原因，才能有效地控制血压，制订合适的高血压治疗方案。

血透患者抗高血压的治疗包括药物治疗和非药物治疗。药物治疗需要根据患者高血压的特点选择不同类型的抗高血压药物，特别值得注意的，应该优先选择不易被血液透析清除的、合适的、个体化的降压药物，才能真正有助于控制血压。鉴于透析患者特殊的生理病理情况，非药物治疗在血压控制中尤为重要。非药物治疗方案包括以下几方面：

（1）设定准确的透析干体重。容量过多是引起血透患者高血压的最主要原因之一。因此，对于容量依赖性高血压的透析患者，其干体重的准确评估和维持非常重要。

（2）限制钠盐摄入。减少透析期和透析间期钠盐的摄入，如限制每天钠盐摄入低于 65 毫摩尔（即 1.5 克钠或 4 克氯化钠）。严格控制透析患者体内钠平衡，这对于透析患者血压的控制具有较好效果，亦能显著降低透析中低血压的发生概率。

（3）调整透析治疗处方。充分透析是血压控制的基础。充分透析不仅能够达到最佳的干体重，而且也可充分降低体内毒素负荷水平，有助于血压控制。一般来说，大多数患者应该保证每周 3 次、每次 4 小时的透析治疗方案。

（王雅琼　谢烨卿）

关注肾病高危人群

得了糖尿病不要紧？ No！
有个器官糖友们必须关注

随着生活水平的提高，我国居民患肥胖、高脂血症等"富贵病"的人数日益增加，糖尿病的患病率也逐年上升。很多人发现自己血糖升高后会说："我没有症状啊！不要紧，我少吃点儿就行。"其实不然。糖尿病患者若血糖控制不达标常常会导致肾脏病、心脏病等。国外数据显示，在所有导致尿毒症透析的病因中，糖尿病肾病占第一位，而我国糖尿病肾病所致尿毒症透析的比例也在快速上升。但不少肾科医生在临床中发现，人们对糖尿病肾病的认识存在不足和误区。下面，让肾科医生详细谈一谈，如何早期筛查和诊断糖尿病肾病。

早期筛查、早期诊断糖尿病肾病

早发现、早诊断是众多疾病防治的关键，糖尿病肾病更是如此。常常有糖友忽视尿液检查，一旦发现蛋白尿，首次到肾内科就诊时，已是严重的大量蛋白尿、血肌酐升高、心力衰竭等，甚至直至尿毒症才来就诊，错过了糖尿病肾病的早期诊治时机。

重视微量白蛋白尿的检查

对于早期的糖尿病肾病，尿常规检查可能不能发现，但尿微量白蛋白检测可以。微量白蛋白尿早期是目前最早诊断糖尿病肾病的阶段，如果此时肾科医生介入治疗，也许可以逆转病情，有效控制疾病发展。

当然，并不是只要出现微量白蛋白尿就一定是糖尿病肾病。发热、尿路感染、女性月经期、蛋白摄入量过多、剧烈运动后、过度劳累等也会出现微量白蛋白尿，需要予以鉴别。临床常检测一次性尿白蛋白／尿肌酐比值，白天任何一次随机尿都有诊断意义。推荐查 24 小时尿白蛋白排泄率，或者夜间 12 小时尿白蛋白排泄率。

接受肾活检的诊断价值

根据糖尿病的病程、微量白蛋白尿、肾功能、肾脏超声波以及其他器官是否同时有病变，糖尿病肾病通常可以作出临床诊断。但是，目前发现糖尿病合并其他肾脏病的概率也不少，当临床诊断糖尿病肾病有疑问时，建议尽早接受肾活检检查，明确肾脏病诊断，选择最佳治疗方案。

（朱加明　丁小强）

震惊吗？近一半透析患者有糖尿病

我国有 1.16 亿糖尿病患者，是全世界糖尿病患者最多的国家，而糖尿病肾病是糖尿病最严重的慢性并发症，也是大多数发达国家尿毒症患者的首要病因。2019 年美国肾脏病数据系统显示，透析患者中糖尿病肾病患者占 45.8%。是的，你没看错，接近一半的透析患者是糖尿病患者，震惊吗？

大多数糖尿病患者并不知道糖尿病还可以引起肾病！一些患者去医院就诊的时候，往往已经到了疾病的晚期，已经失去了最佳干预的时机。

首先看两个真实病例：

病例一：王某兵，男，47 岁，糖尿病病史 10 年，2017 年 11 月 4 日因突发心梗到医院就诊，查血肌酐 615 微摩尔 / 升，后居家行腹膜透析治疗。该患者有泡沫尿多年，从未引起重视，觉得糖尿病血糖高，小便泡沫自然就多，从没想过是肾脏出了问题，所以也从未行肾脏的相关检查。

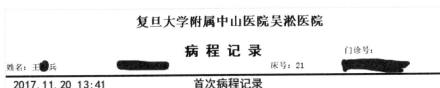

复旦大学附属中山医院吴淞医院

病 程 记 录

姓名：王◼兵　　　　　　　◼◼◼◼◼◼　　　　　床号：21　　门诊号：◼◼◼◼◼◼

2017.11.20 13:41　　　　　　**首次病程记录**

病例特点

（1）患者男，47岁。

（2）患者因"发现血肌酐升高2周余"入院。

（3）患者11.4因胸闷气急1天就诊于我院，行心电图提示窦律，左心室高电压，ST-T改变，心肌酶谱CK1563U/L，CKMB63U/L，TNI2.14ng/ml，考虑非ST段抬高型心肌梗死入住我院心内科，入院后查11.6尿常规：隐血1+↑，尿蛋白：2+，尿葡萄糖：1+，白蛋白21.6g/L，肌酐615umol/L，尿素14.7mmol/L，尿酸608umol/L，胆固醇7.71mmol/l，血红蛋白106g/L，B型钠尿肽1277.81pg/ml，11.7生化：肌酐673umol/L↑，24h尿蛋白定量8827mg，24h尿微量白蛋白4762.6mg，眼科会诊：糖尿病视网膜病变，追问病史，患者既往有泡沫尿数年，无肉眼血尿，无

图1　糖尿病肾病的病程记录一

病例二：病例一的同胞弟弟，王某兵，男，44岁，糖尿病病史3年，2017年11月30日因双下肢浮肿就诊，查血肌酐605微摩尔/升，随后行血液透析治疗。该患者既往体检尿蛋白3+，未引起重视，亦

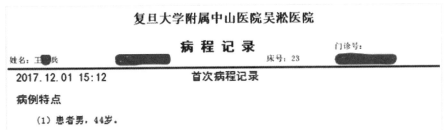

复旦大学附属中山医院吴淞医院

病 程 记 录

姓名：王◼兵　　　　　　　◼◼◼◼◼◼　　　　　床号：23　　门诊号：◼◼◼◼◼◼

2017.12.01 15:12　　　　　　**首次病程记录**

病例特点

（1）患者男，44岁。

（2）患者因"发现肾功能不全2年余，下肢浮肿1年余"入院。

（3）患者于2015年8月体检时发现肾功能异常，当时查血生化"肌酐122umol/L，尿素6.9mmol/L，尿酸594umol/L，总蛋白67.7g/L，白蛋白36.5g/L，白球比1.17，空腹血糖16.86mmol/L，总胆固醇9.25mmol/L，甘油三酯9.9mmol/L，糖化血红蛋白8.3%"，查尿常规"尿蛋白3+，尿葡萄糖4+"，查肾脏B超"双肾未见明显异常"，患者未予重视，未至肾内科专科就诊，入院前1年余，患者无明显诱因下反复出现双下肢浮肿，时轻时重，无胸闷气促，无恶心纳差，无呕吐腹泻，无黑便血便，无皮肤巩膜黄染，无四肢关节肌肉疼痛，无频发皮疹、口腔溃疡、脱发，无光过敏，无尿量明显变化，无肉眼血尿，有泡沫尿，有晨起眼睑颜面浮肿，患者仍未予重视，未行进一步诊疗，此次入院前2天，患者因"糖尿病低血糖昏迷"（微量血糖2.0mol/L）由120送至华山医院北院急诊就医，于静推葡萄糖后醒转，随后查血生化"尿素20.83mmol/L，肌酐605umol/L，尿酸606.1umol/L，总蛋白52.3g/L，白蛋白22.5g/L，白球比0.8，肝酶正常范围，

图2　糖尿病肾病的病程记录二

未行肾脏相关检查。

看了这两个病例，你是不是有种不寒而栗的感觉？兄弟二人，在一个月时间内先后确诊尿毒症，需要透析维持生命！你是不是跟我一样，心里反复默念："为什么到尿毒症了才来医院看呢？"想必他们兄弟俩也跟我们一样，懊恼为什么没有早点儿去医院检查。

这两个患者有一些共同点：①都得 2 型糖尿病；②均不知道糖尿病会引起肾病，从未行肾脏相关检查；③出现症状就诊时已经是尿毒症，需要透析来维持生命。

为了避免各位糖尿病患者出现类似的情况，希望各位谨记以下几点：

1. 高度重视糖尿病肾病早期筛查的重要性

糖尿病肾病早期多无明显症状，仅表现为尿中出现微量白蛋白，需患者主动检查才能发现，如果不尽早干预会逐渐出现肾功能不全，晚期需透析维持生命。

2. 做好糖尿病肾病的早期筛查与评估

（1）2 型糖尿病患者在诊断时立即进行肾脏病变筛查，包括尿常规、随机尿白蛋白 / 肌酐比值、血肌酐、肾脏超声等。

（2）1 型糖尿病患者在糖尿病诊断 5 年后筛查糖尿病肾病。

（3）糖尿病肾病患者每 6 个月进行一次肾脏相关系统检查评估。

最后祝愿各位糖友都不要出现"糖肾"！亦希望各位糖友定期筛查糖尿病肾病，及早发现糖尿病肾病，而不是进展到疾病晚期才去就诊！

（陈敬涵）

糖友们不要慌，控制达标是关键

得了糖尿病肾病的糖友不要慌张，积极控制血糖是延缓肾脏病进展的重要手段。如果同时合并高血压、高脂血症、高尿酸血症等慢性病需积极控制达标。

控制血糖、血压、血脂达标

虽然糖尿病患者已接受治疗，也认识到血糖、血脂、血压控制的重要性，但是对如何判断治疗已经达标并不清楚。笔者在此希望糖尿病肾病患者能记住三个重要数值：

（1）糖尿病患者糖化血红蛋白建议控制在 7% 以下，老年患者或者经常低血糖者可以适当放宽。

（2）高血压患者血压建议控制在 130/80 毫米汞柱以下，如果合并大量蛋白尿，血压可进一步降低，但是对老年患者需避免血压过低引起脑梗风险。

（3）低密度脂蛋白建议控制在 1.8 毫摩尔 / 升以下，合并心脑血管疾病史，低密度脂蛋白需要进一步控制在 1.4 毫摩尔 / 升以下。

谨慎使用对比剂

对比剂也称"造影剂"。糖尿病患者因常合并心脑血管疾病行冠脉造影、血管造影和增强 CT 等，这些检查均需要使用对比剂。有研究显示，上述这些检查使用的对比剂是糖尿病肾病加速进展的重要危险因素。建议糖友们在检查时，如能用其他检查替代，可优先选择磁共振；如不能用其他检查替代，需提前做好对比剂肾病的发生风险评估和预防措施，包括水化、碱化和抗氧化等治疗手段。

重视自我管理

糖尿病患者的自我管理很重要，而糖尿病肾病患者的自我管理更关键，它决定了治疗能否成功。患者需学会保持健康的生活方式、自我监测指标、心理疏导等，而家人的陪伴、鼓励、监督和参与患者的自我管理更能事半功倍。

（朱加明　丁小强）

高血压？肾病？教你辨别孰因孰果！

高血压与肾脏病常常同时存在，由高血压导致的肾脏损害统称为"高血压肾病"，由肾脏病继发的高血压统称为"肾性高血压"。高血压与肾脏病的关系就如同"鸡生蛋，蛋生鸡"的关系，如果患者对自己的病史了解得非常清楚，症状又比较典型，两者似乎不难区分孰因孰果，对明确治疗重点非常有帮助。但临床上常常碰到体检后一头雾的患者，需要医生帮助他们辨别。

高血压肾损害

长期慢性的高血压造成的肾损害往往是良性小动脉肾硬化，临床上首先是由于肾小管间质缺血造成的尿浓缩功能减退，所以患者大多会出现夜尿增多，尿检可见小管性蛋白增多，且一般24小时尿蛋白定量＜2克。随着病程延长，病情缓慢进展，表现为肾小球滤过率下降，而尿蛋白增多不明显，一般不伴有血尿。

如果发生了高血压危症，也就是恶性高血压伴随有高血压靶器官的损害，肾脏损伤的表现一般称为"恶性小动脉肾硬化"，包括急性发生的蛋白尿增多、血尿和肾功能衰竭。因为此时的蛋白尿可以是大量的，达到肾病综合征范围，血尿也可以是肉眼血尿，所以需要与肾小球疾病进行鉴别。

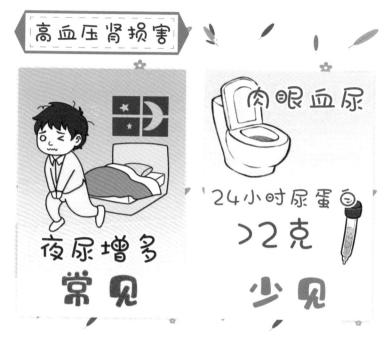

图3　高血压肾损害

肾性高血压

肾性高血压分为两种：一种是容量依赖性的，常常由于肾功能衰竭，尿量减少，导致无法排泄体内多余的水分，有效循环容量增加从而不断增加血管床压力，最后导致全身血压升高。

另一种是非容量依赖性的，是因为肾组织结构损害和（或）功能损害，导致体内舒张血管物质和收缩血管物质的生成和代谢发生改变，而且收缩血管物质占据优势，导致血管收缩，血压升高。

因此，一般肾性高血压要么伴有明显的尿量减少，要么肾脏病病理改变较严重。

最后，我们将两者的特点总结在下面的表格内，无论你有或没有高血压病史，一旦出现了血压升高或者体检发现了肾脏问题，一定要及时到肾内科就医，让专业医师帮助你。

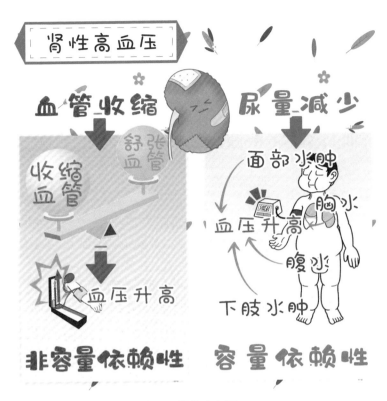

图 4　肾性高血压

表 1　高血压肾病和肾性高血压鉴别

项目	高血压肾病	肾性高血压
先发疾病	高血压	肾脏病
发病年龄	一般为中老年	可以是青壮年
高血压病程	较长	较短
蛋白尿	一般为少量	通常为中等量以上
血尿	一般无	镜下血尿到肉眼血尿都可能，也可能无

（徐灵菡）

高血压治疗不踩坑，听听医生怎么说

随着大众对健康越来越关注，很多医学知识通过网络、纸媒等形式线上、线下普及，供大众学习。但是不少人对高血压治疗仍然存在知识盲区，接下来我们谈谈临床中高血压患者常见的误区：

误区 1：血压正常了自行停药

有些高血压患者服药后血压正常就自行停用抗高血压药物，某日突然发现血压非常高，再次使用高血压药物。殊不知，血压忽高忽低更易诱发心脑血管疾病，增加致残、致死风险，同时也会加速肾脏病进展。

误区 2：治疗高血压凭感觉

有些高血压患者觉得没有头晕等不舒服，就可以不吃抗高血压药。需要提醒大家的是，控制血压不能凭感觉，一定要靠客观的依据。部分年轻人即使收缩压高到160~170毫米汞柱也没有感觉，但不代表对人体没有损害，所以该吃药还是要按时吃药。

误区 3：服用高血压药会产生耐药性

很多高血压患者会悄悄告诉医生："不要给我开太好的高血压药物……""现在就吃这么多、这么好的药，以后产生耐药性了，血压再高就没药吃了……"这种担心是不必要的。积极用药控制血压对心脑血管、肾脏均有益。如果早期没有控制好血压，导致血管硬化、肾脏萎缩，别说再吃好药，就是再吃"仙丹"也于事无补。

误区 4：去医院看病不吃高血压药

服药的高血压患者就医时建议吃了高血压药再测血压。医生主要是观察患者血压控制得是否达标，并非诊断患者是否患有高血压。只有吃了药后测的血压才能说明你血压控制得好不好，医生才能帮你调整。

误区 5：晚上不吃降压药，担心夜间低血压

正常人白天血压偏高点，晚上睡觉血压低，有些高血压患者担心晚上服药血压太低而不吃药。但有些高血压患者晚上血压也升高，如果你是这类患者的话，那晚上当然可以吃降压药。凌晨是心血管疾病高发的时期，医生会根据患者病情建议部分患者晚上临睡前服用高血压药物以控制凌晨血压。

误区 6：没有高血压的肾脏病患者不用服用降压药

肾脏病的治疗不仅需要使用激素、免疫抑制剂等，普利类、沙坦类降压药物在降低血压的同时也有降低蛋白尿、保护肾脏的作用。这时请充分相信你的主诊医师的专业水平，积极配合治疗。

（薛宁）

多年的高尿酸还能导致尿毒症？

肾内科门诊经常接诊这样的患者——多年的高尿酸血症和痛风后发现肾功能不全。高尿酸血症和痛风会导致尿毒症，这不是危言耸听。

高尿酸血症和痛风所带来的肾脏损伤往往是悄无声息的，待我们感受到肾脏发出的"求救"信号时，往往已经到了疾病的中晚期，治疗手段非常有限。

尿酸性肾病有以下表现形式：①尿酸盐在肾组织沉积，可致蛋白尿、血尿、夜尿增多、肾功能减退，如不及时诊治，最终可进展至尿毒症；②肿瘤化疗后、横纹肌溶解、使用大剂量促进尿酸排泄药物等情况，短期内大量尿酸盐堵塞肾小管，可致突然的无尿或者少尿，发生急性肾衰竭；③长期高尿酸血症患者可发生尿酸性肾结石，如果阻塞在输尿管里会发生肾积水和肾绞痛；④痛风急性发作往往需要药物治疗，部分治疗痛风急性发作的药物如秋水仙碱、非甾体类抗炎药等有一定肾毒性，尤其对于已有慢性肾脏基础病的患者，更易发生药物性肾损伤。患者一定要去正规医院就诊，在专业医师指导下全面评估病情并进行长期、系统的治疗。

需要注意的是，肾功能不全患者也会患有高尿酸血症。因此，尿酸性肾病合并肾功能不全时，需与继发于肾功能不全的高尿酸血症相鉴别。

尿酸性肾病是先有高尿酸血症，后有肾功能不全；而肾功能不全继发高尿酸血症则先有肾功能不全，后有高尿酸血症。两者病因不同，治疗原则也不尽相同。

（张函）

大吃大喝只要配上苏打水，
痛风就不会找上门吗？

经常有高尿酸血症患者和痛风患者问医生："是不是大吃大喝的同时多喝点'苏打水'就能降尿酸？""可乐也是碳酸饮料，我多喝点可乐是不是也一样可以降尿酸？"

苏打水是碳酸氢钠溶于水形成的溶液，呈弱碱性。现在市面上销售的苏打水多为二氧化碳溶于水，而碳酸饮料诸如可乐等除了二氧化碳还有磷酸盐等物质溶于水，呈酸性，都不建议饮用。那么，"苏打水"真的可以降低尿酸吗？

事实上，喝苏打水降血尿酸作用有限。

苏打水降尿酸的有效物质为碳酸氢钠。碳酸氢钠是治疗痛风的辅助用药，有碱化尿液，减少尿酸盐沉积或结晶，促进尿酸排泄的作用。喝苏打水可以起到类似的效果。

需要注意的是，无论是喝苏打水还是口服碳酸氢钠，虽然可以促进尿酸排泄，但都需要通过口－胃等消化道，而胃液的 pH 值为 1.5，经过胃液中和后，其降低血尿酸的作用有限。如果长期、大量服用碳酸氢钠，可引起碱血症，部分有心脏基础疾病的患者，如心力衰竭患者，可因钠负荷增加而诱发水肿和心力衰竭加重。

另一方面，虽然长期尿酸水平过高会引起泌尿道尿酸盐结石，但尿液碱性过高，也容易形成含钙的碱性结石。长期喝苏打水会改变胃肠道的酸碱环境，容易引起胃肠胀气、食欲减退等不适。

因此，通常医生会定期监测痛风患者的尿液酸碱度来决定碳酸氢钠的使用时间，提高尿酸盐溶解度，减少并发症的发生。

（刘中华）

尿检异常，还要当心这个病

高考季，莘莘学子为了成功上岸而加倍努力。高三女生小沈突然出现发热、腰酸、腰痛，更令她害怕的是，她尿液的颜色竟然如洗肉水般，触目惊心。小沈赶紧就近问诊，尿常规提示：尿蛋白 2+，尿红细胞 2+，尿白细胞 3+。虽然尿培养并未找到细菌等病原体，但是使用抗生素后，小沈的症状明显改善。1 周后，复查尿常规：尿蛋白 2+，尿红细胞 3+，尿白细胞 ±。谨慎的小沈家长陪同小沈到肾内科就诊。经过详细的排查后，医生给予小沈的诊断是系统性红斑狼疮、狼疮肾炎，建议入院肾活检。这一诊断结果令人费解，年轻的小沈怎么会得这个病呢？

系统性红斑狼疮（SLE）是一种可以累及全身多个系统的自身免疫性疾病，体液免疫和细胞免疫共同参与疾病的致病过程。紊乱的免疫系统损伤肾脏就是狼疮肾炎（LN），部分狼疮患者仅以肾脏损害为唯一症状。往往以狼疮肾炎为表现的系统性红斑狼疮病情更为严重，治疗难度更高。遗传、环境、感染和性激素水平都可能诱发和加重狼疮肾炎。

（1）遗传因素：近 10% 的 SLE 患者可以在其一级、二级亲属中找到另一个 SLE 患者。同时，有学者发现，SLE 的发病不是单个基因所致，而是多基因相互作用的结果。

（2）环境因素：紫外线照射，部分药物、食物都可能诱发本病。最常见就是紫外线照射，近半数的 SLE 患者有光敏感症状，须避免阳光直射。一些具有光敏性的食物也需要谨慎摄入，如苜蓿类的食物、芹菜等。青霉胺、肼屈嗪、普鲁卡因胺、氯丙嗪、磺胺等可能诱发药物性狼疮。

（3）感染因素：部分感染可诱发 SLE、LN，特别是人类免疫缺陷病毒 –1、致癌核糖核酸病毒等。

（4）激素因素：雌激素、催乳素水平升高对 SLE、LN 均有影响，故育龄期女性是 SLE、LN 的高发人群，当这部分患者处于妊娠期、哺乳期时可能出现疾病的活动和进展。

（薛宁）

抗衰、美肤须防晒，
狼疮病友四季防晒都需要

众多互联网美妆博主都告诉大家，"想拥有人人羡慕的好皮肤，防晒是首位"。对于爱美的姑娘们来说，防晒是美肤、抗衰的关键，对于系统性红斑狼疮（SLE）病友来说，防晒更是防止 SLE 进展的"保命符"。每当有患者确诊 SLE 时，医生都会告知"不要晒太阳"！

因为，多数系统性红斑狼疮患者都有皮疹、面部红斑等皮肤问题，一晒太阳，原本水嫩的皮肤立马给你"颜色"看，皮肤瘙痒、刺痛随之而来。遮阳伞、帽子是 SLE 患者夏天的常规装备。眼看夏天悄悄过去，许多 SLE 患者觉得终于可以潇洒上街了，可万万没想到，即使在冬季，"裸妆"出门，皮疹还是不期而至。下面，我们就来谈谈几个常见的防晒误区，希望 SLE 病友们不要入坑。

问：系统性红斑狼疮患者一年四季都要防晒吗？

答：YES！

狼疮患者常常因为阳光暴晒后导致皮疹复发、狼疮活动或病情恶化。即便 SLE 病情稳定，一年四季都要做好防晒。特别是由暴晒导致初次发病的 SLE 患者，更需要做好防晒。

致 SLE 症状发作的主要原因是阳光中的紫外线。多数人认为，阴雨天时，密布的云层能阻挡紫外线。然而根据实际检测数据显示，即便是云较少的阴天，紫外线量也为晴天的 90%，雨天的紫外线量为晴天的 30%。不同季节的紫外线量也不同。夏季的紫外线量较高，冬季的紫外线量是夏季的 30% 左右。

因此，无论紫外线量如何变化，SLE 患者养成一年四季做好防晒的习惯是非常必要的。

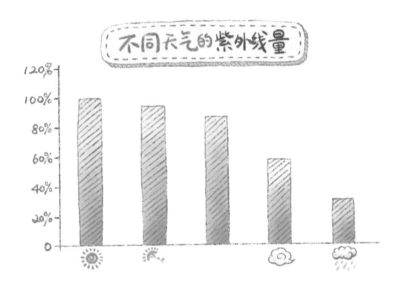

图 5　不同天气的紫外线量

问：宅在家里要防晒吗？

答：YES！

很多人认为居家不用防晒。即便宅在家里，紫外线也会透过门窗进入室内。为了防止紫外线导致 SLE 病情活动，SLE 患者在家时应注意以下几点：

（1）尽量避免在飘窗、阳台等有阳光直射的地方长时间逗留和休息；

（2）多使用窗帘、百叶窗直接阻挡阳光，有条件者还可以使用能够反射紫外线材质的窗帘；

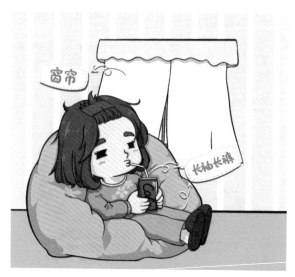

图6　居家防晒

（3）更简单的方法是在家穿长袖、长裤，减少紫外线暴露；

（4）每天涂防晒霜，减少紫外线对皮肤的影响。

（徐灵菡）

狼疮病友，你的防晒霜选对了吗？

系统性红斑狼疮（SLE）患者要养成四季防晒的好习惯。防晒霜是 SLE 患者必不可少的防晒利器。那么，SLE 病友，你会选防晒霜吗？你选对防晒霜了吗？下面，我们来分享一些选择防晒霜等防晒用品的小秘密。

问：如何选择防晒用品？

答：穿长袖、长裤、长裙，能防止四肢和躯体暴露在紫外线下，但脸和手等无法遮盖的部位还需要涂抹防晒霜，才能将紫外线的影响减到最小。

根据波长可以把紫外线分成：UV-A（波长 320~400 纳米）、UV-B（波长 290~320 纳米）、UV-C（波长 190~290 纳米）。UV-A 是波长最长的紫外线，也是造成皮肤晒黑的罪魁祸首，它能够穿过臭氧层，直达皮肤深处的真皮层；UV-B 相比 UV-A 更容易被臭氧层吸收，但容易引起皮肤晒红晒伤；UV-C 是能量最高的紫外线，几乎全部被臭氧层吸收，很少能到达地面。

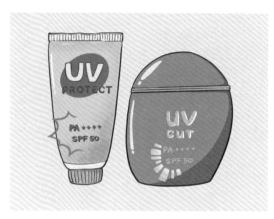

图 7　防晒霜

防晒霜的 PA 值和 SPF 值就分别代表了产品对 UV-A 和 UV-B 的防护功效。PA 值后的"+"号越多，则防止 UV-A 造成皮肤晒黑的功效越强。大多数的光毒性和光敏性反应是由 UV-A 引起的，SLE 患者最好选择 PA 值最高的防晒霜。SPF 值是日光防晒系数，其后的数值代表延长防 UV-B 晒伤时长的倍数，实际使用时要看个人皮肤的敏感度。因此，相比普通人群,SLE 患者要更勤快地补涂防晒霜。

问：物理防晒、化学防晒哪种更安全?

答：物理防晒是利用反光离子阻挡、反射或散射掉紫外线，达到防晒目的，主要成分是二氧化钛和氧化锌。

化学防晒则是借助其他成膜性成分在皮肤表面形成一道屏障，化学 UV 吸收剂在其中吸收有害的紫外线，达到防晒的作用。

近年来，发现一些防晒霜中含有二苯甲酮、肉桂酸酯、二苯甲酰甲烷等光敏性物质。虽然这些物质本身有防止晒伤的作用，但对于 SLE 患者而言，这些物质在皮肤表面长时间照射紫外线后会改变本身的抗原性，形成光过敏原，发生迟发型超敏反应，引起光过敏性接触性皮炎。而且即便停止使用，皮炎也可能持续存在并演变成慢性光化性皮炎。而这三种物质均为化学 UV 吸收剂。

如果能避开这些光敏性成分，选择物理、化学防晒双管齐下的防晒霜，一定是事半功倍的。但如果不清楚成分，SLE 患者还是选择物理防晒更加安全。

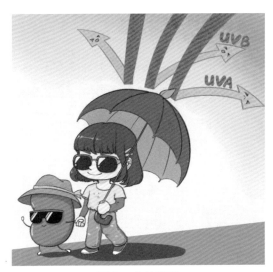

图 8　户外防晒

　　总结一下，最重要的还是建立防晒的意识，养成日常防晒的好习惯。不偷懒，就能和皮疹泛红说拜拜！

（徐灵菡）

患有狼疮又得了肾病，
是命运多舛还是疾病使然？

患有系统性红斑狼疮（SLE）多年的小林一直病情平稳，得意忘形的她近两年忽略了日常体检。可是最近小林觉得胃口欠佳，晚上还时有脚踝水肿。难道狼疮又再作祟？医师建议她查查肾脏。

系统性红斑狼疮是我国常见的自身免疫性疾病，多见于育龄期女性。红斑狼疮可以累及全身多个系统，大部分 SLE 患者会出现肾脏损伤，称作"狼疮肾炎"。后者常发展成慢性肾功能不全甚至尿毒症，是导致狼疮危重症和患者死亡的主要因素。

系统性红斑狼疮活动时，患者血液中有大量异常抗体。肾脏是身体内血流最丰富的器官，因此接触血液中的各种致病物质的机会更多；肾脏又是人体排水、排出毒素的重要器官，相当于身体的"污水处理厂"，所以这些异常的致病物质更易累及肾脏。

没有任何肾脏病相关症状，新确诊的 SLE 患者需要做肾脏检查吗？

多数 SLE 有肾外表现，包括面部和其他部位的红斑、反复口腔溃疡、脱发、关节痛、贫血、白细胞和血小板减少、光过敏等症状。

肾脏损害的临床症状非常隐匿，只有尿液检查才能发现，除非以肉眼血尿或水肿为首发症状的 SLE。实际上，肾脏不仅是红斑狼疮最容易损害的器官，也是最早受累的器官。因此，每位新发 SLE 患者均应到肾科门诊就诊。即使初发 SLE 时肾脏检查正常，也应该定期检查尿液和肾功能，在第一时间发现肾脏病。

既然诊断为狼疮肾炎，还有必要做肾穿刺吗？

即便临床诊断为狼疮肾炎，肾穿刺活检是决定治疗成败的先决条件。肾穿刺结果决定狼疮肾炎的治疗方案。狼疮肾炎病理分为 I ~ VI 型，共计 6 个类型。不同类型，免疫损伤机制不完全相同，治疗方案也不一样。所有狼疮肾炎在治疗前均应行肾穿刺活检，明确肾脏损害的病理类型、程度及其活动性，切勿盲目、凭经验用药。不同类型的狼疮肾炎之间还会相互转换和重叠发生，比如 III 型 + IV 型、IV 型 + V 型等。因此，当狼疮肾炎治疗效果不佳或病情快速变化时，还需要重复肾穿刺，根据新的情况制订新的方案。

红斑狼疮之前加"系统"二字即说明 SLE 可累及人体多个系统和器官，而肾脏是最易累及的器官。SLE 患者必须及早、定期检查肾脏。及早发现狼疮肾炎、按照病理结果分型治疗、长期随访和监控病情，是狼疮肾炎治疗的 3 个关键。目前，治疗狼疮肾炎的方案日趋成熟，新型药物和新方法越来越多，疾病缓解率也有明显提高。

（徐灵薏）

狼疮不可怕，其实有药可医

系统性红斑狼疮（SLE）最为常见也较为严重的并发症就是狼疮肾炎（LN）。狼疮肾炎表现多种多样，轻重、缓急不一，早期尿液和肾功能等检查是诊断的基础。狼疮肾炎病理改变错综复杂，与临床表现并非紧密联系，肾活检是明确病理诊断的关键。

结合患者病理、生理、家庭、社会需求的个体化治疗方案，则是取得疗效和良好预后的重要保障。那么，治疗狼疮肾炎的药物有哪些呢？

糖皮质激素

糖皮质激素（以下简称"激素"）是 SLE 和 LN 治疗中最常用的药物之一。不同类型、不同严重程度的 LN 均可能应用到激素。在活动性 LN 病变的治疗中，给予患者静脉用大剂量激素冲击治疗可以达到快速抗炎、抑制疾病进展的作用；中等量至小剂量激素则用于后续序贯和维持治疗。但糖皮质激素也有其难以避免的不良反应，如"满月脸、水牛背"等样貌改变，骨质疏松、代谢紊乱、类固醇性糖尿病等，同时患者更易感染，这些都是让不少患者对其顾虑重重的重要因素。

羟氯喹

羟氯喹具有免疫调节作用，可以预防 SLE 和 LN 的复发，延缓 LN 的进展，从而减少尿毒症的发生。对于合并抗磷脂抗体阳性的 SLE 患者，羟氯喹还能够预防血栓的发生，对于有生育要求的 SLE 患者还有减少产科并发症及降低心血管病发生的作用。如无过敏等禁忌，狼疮、狼疮肾炎患者应常规使用羟氯喹。羟氯喹治疗前及治疗后 5 年可检查视网膜病变，此后每年检查眼底一次。若发现视网膜病变，可酌情考虑停药。

传统免疫抑制剂

吗替麦考酚酯（MMF）、环磷酰胺（CTX）、硫唑嘌呤、钙调磷酸酶抑制剂（环孢素、他克莫司）、雷公藤等是传统治疗 LN 的免疫抑制剂。以上药物一般联合糖皮质激素用于活动性、重型狼疮的诱导治疗和维持治疗。

环磷酰胺多用于活动性狼疮的诱导和维持治疗，尤其针对肾功能不全的患者，应用更为广泛。但有肝毒性、骨髓抑制、出血性膀胱炎及性腺毒性等不良反应。中药雷公藤多苷不良反应与其类似，硫唑嘌呤也有致畸作用。因此，不推荐有生育需求的患者使用这类药物。

国内外临床研究证明了 MMF 在 III 型和IV 型狼疮性肾炎诱导治疗和维持治疗的疗效，多个指南推荐 MMF 作为一线用药。对于有生育要求的女性需停药 6 个月以上再妊娠。也有研究发现使用 MMF 的患者重症感染风险高，服药期间需要密切随访。

钙调磷酸酶抑制剂联合糖皮质激素对于 V 型狼疮有较好的疗效，但是不推荐应用于肾功能衰竭的 LN 患者。同时在服药期间，必须监测环孢素或他克莫司的药物浓度，若出现由于环孢素或他克莫司导致的血肌酐升高、高钾血症等症状，应及时减撤药物。

随着治疗狼疮肾炎的新型免疫抑制剂尤其是靶向药物的问世和应用，LN 的治疗也进入了"分子靶向"药物治疗时代。目前应用于 LN 的主流治疗为 B 细胞耗竭剂。它通过清除人体免疫细胞 B 细胞，从根本上减少抗体的生成，从而有效阻断免疫反应的发生。利妥昔单抗（RTX）联合其他药物应用于顽固性、反复复发性狼疮肾炎的补救或者复发治疗方案，尤其是用于预防狼疮性肾炎的足细胞病反复复发。RTX 可应用于不含糖皮质的狼疮性肾炎治疗，给有激素使用禁忌的 LN 患者带来福音。

另外一个 B 细胞耗竭剂贝利尤单抗治疗狼疮性肾炎的研究被报道在医学顶级杂志《新英格兰医学》上，贝利尤单抗对 LN 的疗效令人鼓舞。在两年的观察随访中，应用贝利尤单抗组 LN 患者蛋白尿缓解率高于使用传统免疫抑制剂组，且未发现更多的感染、死亡等不良事件，这无疑为 LN 的治疗提供了新方案和手段，尤其是对糖皮质激素、传统免疫抑制存在绝对或相对禁忌证的患者。

狼疮是一种古老的疾病，由于患者面部如狼咬样皮疹而得名。近年来，无明显皮疹，仅以肾脏为唯一或主要表现的系统性红斑狼疮、狼疮肾炎越来越多见。狼疮肾炎从临床表现到病理改变就如狼一样狡猾多变，人们也从来没有停止过与疾病的抗争。在不断地探索和较量中，医生的手中有了越来越多对抗狼疮的"武器"，巧妙组合，精准打击狼疮这个敌人。而患者需要有与医生一起同舟共济、攻克疾病的信心。

（龚劭敏　章晓燕）

狼疮女孩是不是不能做妈妈呢?

系统性红斑狼疮(SLE,以下简称"狼疮")和狼疮肾炎(LN)是一个终身性疾病,该病的发生和进展与雌激素、催乳素的水平有关。SLE 并发的抗磷脂综合征也会导致妊娠女性习惯性流产。是不是狼疮女孩不能怀孕生子,没有机会做妈妈呢?

事实并非如此,大家不要太悲观。

狼疮女孩也有可能做妈妈!

狼疮患者同时满足以下条件,就可以怀孕生子:

(1)系统性红斑狼疮不活动且保持稳定至少 6 个月。

(2)口服糖皮质激素泼尼松剂量下降至 15 毫克 / 天以下,甲泼尼龙 12 毫克 / 天以下。

(3)24 小时尿蛋白定量为 0.5 克以下。

(4)无重要脏器损害。

(5)免疫抑制药物(环磷酰胺、霉酚酸酯、甲氨蝶呤、来氟米特等)停用 6 个月以上。

SLE 妊娠禁忌证:

(1)严重的肺动脉高压(估测肺动脉收缩压 > 50 毫米汞柱,或出现肺动脉高压的临床症状)。

（2）重度限制性肺部病变（用力肺活量＜1升）。

（3）心力衰竭。

（4）慢性肾功能衰竭。

（5）既往有严重的子痫前期或即使经过阿司匹林和肝素治疗仍不能控制的 HELLP 综合征。

（6）过去 6 个月内出现脑卒中。

（7）过去 6 个月内有严重的狼疮病情活动。

总的来说，就是要狼疮病情处于较长时间段的稳定期时，可以考虑怀孕。

当然，因为怀孕时受到性激素的作用，狼疮患者在怀孕期间确实容易病情复发或加重。因此，狼疮患者怀孕期间需要密切随访狼疮活动指标、肾功能、尿蛋白和血压，及时调整用药。即便怀孕期间出现病情活动，部分患者也可以通过加强治疗稳定病情，甚至继续妊娠。当然，是否继续妊娠也需要产科医生共同评估有无妊娠并发症和胎儿的并发症。

（张蕴璐）

狼疮妈妈升职记

人美心善的小林最近有一件烦心事儿。结婚一年了，婚后丈夫对她温柔体贴，公婆对他们的生活照顾有加，一家人和和美美，就是老人会时不时念叨："你俩赶紧生个宝宝吧，趁我们年龄不大，没啥大毛病，还能帮你俩带小孩，再晚几年，我们担心年龄大了，带不动宝宝了……"其实，小林和丈夫婚前有个秘密一直瞒着老人——小林患有系统性红斑狼疮（SLE，以下简称"狼疮"）。

系统性红斑狼疮是一种在育龄期女性中发病率较高的自身免疫性疾病，可以累及全身多个系统，导致严重的并发症，甚至危及生命。如果狼疮女性患者进入妊娠期，体内激素水平改变，有可能会导致原本静止的疾病再次活动。很多得了狼疮的年轻女性因此望而却步，被迫做"丁克"，甚至影响家庭和睦。能否顺利生育是很多年轻的狼疮病友们非常关心的话题。

SLE病因尚不十分明确，遗传因素、免疫功能、环境、感染、激素等都是SLE发生和进展的重要因素。

得了系统性红斑狼疮不等于不孕，SLE患者的受孕概率和一般人无区别。对于不孕的SLE患者，在病情平稳时可以接受促排卵、体外受精等治疗。抗磷脂抗体阳性的SLE患者因血栓风险较高，接受不孕治疗前须复查。

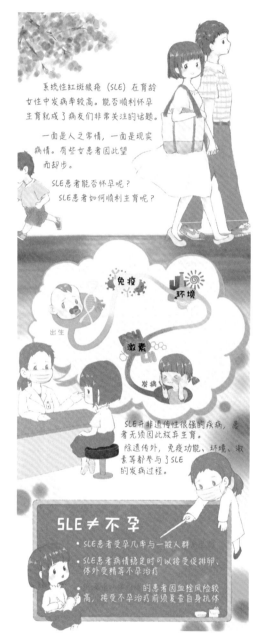

图 9　患系统性红斑狼疮无须放弃生育

SLE 病友计划生小宝宝需要哪些条件呢？

当你有生育计划时，不要盲目行动。首先，应该联系你的主诊医师，充分了解妊娠的风险和条件；其次，完成必要的妊娠前检查，包括血压、肾功能、自身抗体、骨密度等；再次，确保 SLE 6 个月以上病情平稳，无其他系统并发症，调整孕期可使用的抗 SLE 药物控制疾病，并充分认识妊娠时病情波动的风险；最后，可以安心等待家庭新成员的到来啦！

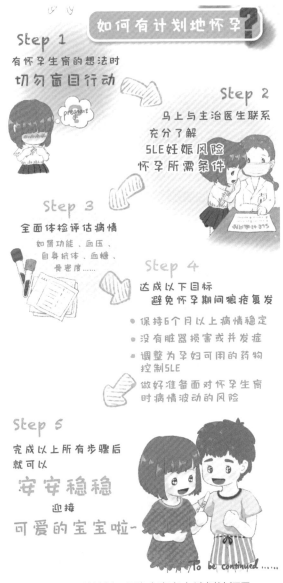

图 10　系统性红斑狼疮患者有计划地怀孕

SLE 不等于不孕，病情平稳、可控的情况下，SLE 的女性做妈妈不是梦！

但是，狼疮患者怀孕生子必须满足一个前提条件——孕前、孕中和产后必须完成狼疮和肾脏病相关医学检查。怀孕是一个漫长的周期，只有通过严格地检查，密切地随访，才能让狼疮妈妈们平稳、顺利地拥有可爱的宝宝。

除了常规的孕前检查，SLE 患者还必须进行以下检查，监测相关指标、了解狼疮是否可能活动及其他脏器并发症等情况，其中肾脏是首先受累的器官。

（1）免疫相关自身抗体检查。自身抗体包括抗磷脂抗体、抗SSA 和 SSB 抗体、抗 ds-DNA 抗体和补体等，是评估 SLE 患者能否受孕不可缺少的一环。

抗磷脂抗体阳性可能会影响胎盘的生长，使胎盘内形成血栓，引起流产、早产、胎儿发育不良、妊娠高血压综合征甚至死产，伤害了宝宝也会伤害自己。

抗 SSA 和 SSB 抗体可通过胎盘影响胎儿的器官功能，出现新生儿面部红斑和心脏传导阻滞，这是新生儿狼疮的表现，多数宝宝体内的抗体在出生半年后消失，也有宝宝的心脏问题不能恢复。

抗 ds-DNA 抗体在妊娠期可以升高 10%~50%，难以鉴别是否存在狼疮活动。如果有抗体滴度进行性升高伴有补体降低，说明自身免疫性疾病可能在活动，不适合怀孕或有提前终止妊娠的风险。即使顺利诞下宝宝，也要监测以上指标。

（2）肾脏疾病相关检查。血压、尿蛋白、肾功能等是 SLE 患者孕前和孕中必须监测的指标。在终止妊娠后也需定期复查。

（3）血常规、肝功能、骨密度等检查也是十分必要的。

一心想成为妈妈的小林完成了一系列检查，各项指标良好。但是，原本应该开心的她又郁郁寡欢了。原来小林曾经为了治疗狼疮，吃了不少药，羟氯喹、泼尼松等。如果怀孕了，这些药是不是都要停？停了药，狼疮复发了怎么办？狼疮妈妈怀孕期间能吃些什么药呢？一筹莫展的小林又来拜访她的主诊医生。

狼疮患者准备妊娠前都应该与医生沟通，调整成适合孕妇的用药方案。部分治疗狼疮的药物的确会影响胎儿，导致胎儿先天畸形或流产。因此，建议想要宝宝的狼疮病友们提前拜访主诊医生调整用药方案，为新生命的到来做好准备。

治疗系统性红斑狼疮的药物对孕妇和胎儿的影响，主要可以分为以下三大类。

人人可用的 SLE 药

1. 羟氯喹

SLE 准妈妈推荐持续口服羟氯喹，除非有过敏等禁忌证。持续口服羟氯喹的患者在孕期中发生 SLE 活动的概率较低，发生胎儿畸形、并发症的概率也更低。而且关键在于"持续"二字，不要间断服用。更有研究显示，"间断"服用羟氯喹的孕妇发生 SLE 活动的概率甚至高于从未服用过羟氯喹的孕妇。

此外，对于抗 SSA 抗体、抗 SSB 抗体阳性，有新生儿狼疮（新生儿出现面部皮疹、先天性心脏传导阻滞）等风险的狼疮妈妈，在孕期中口服羟氯喹，可以减少新生儿发生心脏病的可能。

2. 小剂量阿司匹林

所有 SLE 准妈妈们，无论是否有抗磷脂抗体阳性，都推荐从孕 3 个月开始口服小剂量阿司匹林。SLE 患者易发生子痫前期，导致胎儿生长缓慢，疾病进展可危及胎儿，而小剂量阿司匹林可有效预防子痫前期。

小心使用的 SLE 药

这一类药物虽然有一定的研究证明它们在 SLE 患者孕期使用的

安全性，但仍有较小的概率伤害胎儿，所以原则上能不用则不用。一般仅在发现孕期 SLE 活动时使用。

1. 非甾体类抗炎药（NSAIDs）

这类药物有双氯芬酸钠、塞来昔布等，除了对狼疮有控制作用，平时也作为解热镇痛药使用。NSAIDs 在口服时间上须记住两个"3"：

（1）避免怀孕前 3 个月内口服。孕前期（前 3 个月）口服 NSAIDs 可能会导致自然流产，受孕困难的女性尤为需要注意。

（2）避免怀孕 30 周后口服。孕 30 周后口服 NSAIDs 可能出现胎儿心脏疾病（如动脉导管早闭），导致胎儿心脏受损，严重者可能需要提前终止妊娠。

2. 糖皮质激素

糖皮质激素是狼疮患者孕期中经常使用的药物，多选择泼尼松（5 毫克 / 片），剂量最好低于每天 2 片（10 毫克）。

3. 硫唑嘌呤

硫唑嘌呤在妊娠周期中剂量调整为：每天不超过 2 毫克 / 千克。

4. 钙调磷酸酶抑制剂

由于钙调磷酸酶抑制剂（环孢素和他克莫司）孕期内使用的安全性不甚明确，选择时要谨慎。

绝对不能用的 SLE 药

环磷酰胺、霉酚酸酯及甲氨蝶呤均有明确的致畸作用。为了安全起见，如原来使用来氟米特控制 SLE 的患者，停药后待血液中检测不出来氟米特，方可准备怀孕。

总之，SLE 患者做妈妈，羟氯喹不能停，要小心谨慎选对药。

（徐灵茜）

既损害血管又伤害肾脏，
这个神秘疾病悄然来袭

刚退休的老李最近遇见一件烦心事儿。明明戒烟十多年，近一个月却总是干咳，去了多家医院，吃药、打点滴都试过了，就是不好。做个胸部 CT 也只提示有"间质性肺炎"。老伴儿提醒他做个全身体检，结果出来后老李吓了一跳，肾功能一栏写着"血肌酐 287 微摩尔 / 升"。

老李赶紧到医院就诊。一通检查后，医生告诉老李，他得了"ANCA 相关性肾炎"。老李更迷茫了："医生，我的肾脏被'暗'搓搓地'卡'住了？"（暗卡，ANCA 读音的谐音）

人体各个器官中有大血管、中血管和小血管，这些血管均可能出现免疫相关的炎症反应，称为"系统性血管炎"。而肾脏是一个血管丰富的器官，也是血管炎最常见的受累器官，可引起肾炎。部分患者的血清中抗中性粒细胞胞浆抗体（ANCA）为阳性，故这类患者的肾炎又称为"ANCA 相关性肾炎"。

ANCA 就是一种自身抗体，这些自身抗体引起免疫系统被激活，产生炎症反应。在细胞内有两种分布形式：C-ANCA 和 P-ANCA。

ANCA 主要能够激活机体免疫系统中的中性粒细胞，被激活的中性粒细胞会产生一些自由基，损伤血管内皮，而血管丰富的肾脏首当其冲。肾脏被攻击后，出现肾功能快速下降，也就是 ANCA 相关性肾炎。有研究表明，ANCA 阳性的血管炎患者被激活的中性粒细胞数量越多，疾病越严重。因此，在治疗和随访中，需要监测 ANCA 滴度。

ANCA 自身抗体的起源目前尚不清楚，对血管炎发病的可能机制如下：当中性粒细胞处于静息状态时，蛋白酶 3（PR-3）等存在于胞浆嗜苯胺蓝颗粒内，与血清抗体难以接近。

然而，当并发感染引起炎性细胞因子释放，如白介素 -1、肿瘤坏死因子 - α，它们能激活中性粒细胞使蛋白水解酶转移至细胞表面，与细胞外的 ANCA 相互作用，引起血管炎。该反应发生在肾脏，会导致 ANCA 相关性肾炎。

（吉俊）

身上长了疹子？肺不好？
别忘记查查这个检查项目

  小陈半年前做了一个详细的全身健康体检，胸部 CT 提示有"间质性肺炎"，由于身体没有任何不适，小陈就逐渐把这件事遗忘了。最近小陈接了一个项目，工作有点忙，经常熬夜，活动一下就气喘吁吁，他以为等工作结束多休息一下就会好的，可是低头一看，双腿水肿，皮肤上也长了不少红色的疹子。这可把小陈吓坏了，他赶紧到医院就诊。经过一番检查，医生诊断他"ANCA 相关性血管炎、ANCA 相关性肾炎"。

什么是"ANCA 相关性血管炎、ANCA 相关性肾炎"？

  其实，"ANCA 相关性血管炎、ANCA 相关性肾炎"是一种自身免疫性疾病，临床并不少见。ANCA 相关性血管炎可以累及全身各个系统，肾脏、肺、皮肤是最易受累的器官，常出现急性肾损伤、呼吸衰竭和皮疹、皮损，而且较难控制，病死率高。

  很多 ANCA 患者发病前有劳累、类似上呼吸道感染、皮肤过敏等症状，有时还有关节痛、肌肉痛、体重下降、血尿、蛋白尿、少尿等表现。

出现哪些症状要警惕 ANCA 相关性血管炎呢？

（1）肺部受累。可以出现间质性肺炎、支气管扩张、哮喘、气管塌陷等表现。严重者可出现肺出血，一旦发生，死亡率非常高，可达 50%。当然，必须排除是否合并肺部感染，如细菌、病毒、结核、真菌、寄生虫等感染。除了痰培养、血抗体检查外，必要时评估患者耐受程度后还可以行纤维支气管镜检查。

（2）皮肤受累。可以出现皮肤红疹，比如出血点、荨麻疹、疱疹样皮疹等，甚至出现皮肤溃疡。

（3）耳鼻喉受累。出现耳聋、耳鸣、鼻出血、鼻腔占位等表现。

（4）眼受累。出现突眼、一过性视物障碍、视网膜疾病、眼色素膜炎等表现。

（5）胃肠道、心血管和神经系统亦可受累。

几乎 ANCA 相关性肾炎患者均有肾小球来源的血尿，伴有管型尿，约 30% 患者可以出现肉眼血尿。严重的可出现急性肾损伤，出现不同程度的蛋白尿，血肌酐进行性升高，血压升高，尿量减少，需要透析等肾脏替代治疗。

肾脏疾病进展的程度与肾小球损害、新月体形成的广泛程度有关。

传统的治疗方法主要有大剂量糖皮质激素冲击治疗＋免疫抑制剂。近年来，随着生物医药科技的发展，生物制剂治疗得到广泛应用。血液净化技术血浆置换、双重滤过血浆置换等，可协助清除血液中致病性免疫复合物，给合并感染等不适合立即使用糖皮质激素和免疫抑制剂的患者带来了新的希望，在临床应用中取得了较好的疗效。

（吉俊）

关节疼痛别忘记查肾脏

小关 5 年前得了类风湿性关节炎，最近参加单位体检时又查出血肌酐升高。沮丧的小关内心大喊："为什么受伤的总是我？！"

类风湿性关节炎是一种免疫性疾病，除了可以累及多关节外还可侵犯全身多个器官。任何年龄段都可发病，高峰为 20~40 岁，男女比例约为 1：4，其伴发肾脏损害的发生率可达 20%。

那么，小关为什么还会得肾病？肾病和类风湿性关节炎有关吗？类风湿性关节炎可能通过三个途径影响肾脏：

1. 免疫反应

类风湿性关节炎是一种免疫性疾病，患者血液中可以形成免疫复合物，沉积于各个器官。而血管丰富的肾脏最容易受累，出现如膜性肾病、系膜增生性肾小球肾炎、新月体肾炎及坏死性血管炎等。这种肾脏损害原发于免疫性病变。

2. 药物肾损伤

部分治疗类风湿性关节炎的药物如免疫抑制剂、止痛药等可引起肾损害。金制剂可引起膜性肾病和肾小管损害等；青霉胺可引起膜性肾病、微小病变性肾小球肾炎、新月体肾炎等肾小球疾病；非甾体类抗炎药也可导致肾小球疾病及急性间质性肾炎，甚至肾小管坏死。

3. 肾淀粉样变

约 20% 的严重类风湿性关节炎患者可发生肾淀粉样变。主要表现为大量蛋白尿、低蛋白血症，而且药物治疗效果欠佳，预后较差，是类风湿性关节炎患者的严重并发症。

（薛宁）

短期内出现多个龋齿，别忘记查查肾

"牙口好，身体壮"是一句耳熟能详的广告语，也是我们的生活现状。但是，不少人受到龋齿的困扰。如果你在6~12个月内出现多个牙齿龋坏，同时合并口干、眼干的症状，别忘记查查肾脏。

这些症状可能是一种自身免疫性疾病——干燥综合征的表现。

干燥综合征常常累及唾液腺和泪腺等人体的外分泌腺，表现为口干燥、干燥性角膜炎，也可以累及肾脏、肺、肠道、生殖道、皮肤黏膜和神经系统等。更有特征性的表现为"猖獗齿"，即在较短的时间内，多个牙齿同时患有龋齿以及腮腺肿大。

肾脏的肾小管与干燥综合征常常累及的外分泌腺有相似的结构，所以，干燥综合征常常伴发肾小管间质性肾炎。表现为肾小管酸中毒（以 I 型为主）、尿液浓缩功能障碍，出现多饮、多尿、尿量增多，甚至出现肾性尿崩症。当然，干燥综合征还会累及肾小球，出现蛋白尿、血尿，肾活检病理表现为系膜增生、膜性肾病、IgA肾病等肾脏表现。部分患者需要使用糖皮质激素和免疫抑制剂治疗。

（於佳炜）

还有疾病是混合发作的吗？
混合性结缔组织病的肾脏累及

人体非常神秘，到现在还有很多未解之谜。医学的发展也是如此，有的疾病有明确的诊断和命名，但是也有些疾病由于表现多样，仅仅能归为一类，混合性结缔组织病就是其中之一。

混合性结缔组织病是一种具有系统性红斑狼疮、硬皮病和类风湿性关节炎等特征的疾病，也有人认为这可能是这些自身免疫性疾病的中间状态。这类患者血清抗核抗体滴度升高、抗核内核糖蛋白抗体阳性，最终有可能进展为系统性红斑狼疮、硬皮病、类风湿性关节炎、多发性肌炎等。

不管混合性结缔组织病最终进展为何种自身免疫性疾病，均可能累及肾脏。混合性结缔组织病有肾脏表现和非肾脏表现：

（1）肾脏表现：近40%的混合性结缔组织病可出现肾脏损害，临床表现多样，蛋白尿、血尿、血肌酐升高、高血压的轻重不一。肾活检病理表现多样，以 IgA 肾病、膜性肾病和肾血管病变较为常见。

（2）非肾表现：涵盖自身免疫性疾病可能累及的器官的所有临床表现。较为常见的为乏力、皮疹、脱发、光敏感、关节疼痛、肌痛、雷诺现象、晨僵、指端硬化、食管功能障碍，累及心脏可出现心包炎、心肌炎、心力衰竭，累及肺部可出现限制性肺部疾病、呼吸衰竭等。

因此，得了免疫性疾病要记得查查肾脏，得了肾脏病也一定要记得查查免疫相关指标。

（於佳炜）

众多明星患强直性脊柱炎，
医生提醒查查肾脏

强直性脊柱炎（AS）对于很多关注娱乐新闻的网友来说并不陌生，有不少明星都是这个自身免疫性疾病的受害者，最近听闻又有承载不少90后记忆的选秀出道歌星也患有AS。虽然AS的实际情况并不像网上移花接木的"照骗"那么严重，但是作为一名肾科医生，需要提醒患有AS的病友们，治疗AS的同时记得定期查查肾脏。

AS是以人体中轴（即脊柱）关节受累为主，可伴有关节外表现，严重者可发生脊柱畸形和关节强直的一种慢性自身炎症性疾病。约90%的患者血HLA-B27阳性，20%有家族聚集性患病现象。而肾脏受累、葡萄膜炎或虹膜炎、心脏大血管病变是该病主要的关节外表现。

病情迁延不愈，会影响患者的生活质量。

AS的肾脏损害主要来源于以下几个方面：

（1）治疗AS的部分药物导致的肾脏损害。治疗AS最常用的药物是非甾体类解热镇痛药，用以缓解患者腰痛症状同时抑制炎症反应。长期使用这类药物可能导致血肌酐升高，部分患者以蛋白尿和（或）血尿为首发肾脏损害表现。

（2）AS直接损害肾脏。表现为肾淀粉样变、IgA肾病或系膜增生性肾小球肾炎等。肾活检是诊断是否为AS肾脏损害、了解AS导致肾损害病情进展情况、制订治疗方案和预后的"金标准"。

因此，AS的病友们，勿忘定期查查肾脏。

（薛宁）

得了肝炎还要当心肾脏病

我国的乙型肝炎发病率很高。2019 年，我国乙肝患者新发人数为 100.75 万人。罹患乙肝后不仅可能导致肝硬化、肝癌，还可引发肝外病变。肾脏是易受乙型肝炎病毒（HBV）感染的器官之一。HBV 感染人体后，在血清中产生抗 HBc、抗 HBe、抗 HBs 等抗体，在血循环中形成免疫复合物沉积在肾脏，造成免疫性肾炎或肾病。

1971 年国际上才有首例与乙肝病毒感染相关的肾脏病报道。1989 年，我国将其正式命名为乙型肝炎病毒相关性肾炎，简称"乙肝肾炎"。

多数患者起病年龄较为年轻，多为儿童及青少年起病，男性多于女性，常表现为不同程度的蛋白尿伴镜下血尿，部分患者还可伴有血压和血肌酐升高。

肾穿刺是诊断乙肝肾炎的"金标准"。肾组织病理切片中找到 HBV 抗原，同时表现为膜性肾病，其次是系膜增生性肾炎，其他病理类型相对较少。

不是肾小球肾炎患者同时为乙肝病毒携带者或感染者就诊断为乙型肝炎病毒相关性肾炎，必须具备以下三个条件：①血清 HBsAg 和 HBeAg 中至少一个阳性；②病理诊断肾小球肾炎并可排除狼疮肾炎等继发性肾小球肾炎；③肾组织病理切片中找到 HBsAg 和 HBeAg 中至少一个阳性。

　　预防 HBV 感染是减少乙肝肾炎患病率的关键。目前乙肝肾炎治疗主要用针对乙肝病毒的抗病毒药物。疾病的预后与肾炎病理类型和合并症相关。

（俞小芳）

心脏感染了，也要查查肾

小沈平时喜欢光脚穿拖鞋到江边捉小螃蟹，一天一个不留神，脚被石头划破了。他没当一回事儿，只用水冲了冲伤口，没对伤口作进一步处理。过了3周，他出现发热、胸闷。小沈赶紧到医院就诊，医生按照"发热待查"给他做了一系列检查，最后诊断为"感染性心内膜炎"。更让人意想不到的是，小沈的血肌酐竟有500微摩尔/升，被诊断为"急性肾损伤"。小沈和家人感到很困惑：为啥伤口在脚上，心脏感染了呢？平时体检都正常，肾脏怎么也会出现问题呢？

其实，很多感染不积极控制，都可能导致感染性心内膜炎。比如下肢动脉炎、各种医学置管术引起的炎症等。感染性心内膜炎临床表现多样化和多变，根据 Duke 诊断标准，肾脏损害可以作为一项次要诊断标准。也就是说，感染性心内膜炎和肾损害密切相关。

感染性心内膜炎合并的肾损害的临床表现及病理改变多样。蛋白尿和（或）血尿较为常见，血清肌酐一般正常或轻度升高，可伴有血清补体下降，但是这些缺乏特异性，容易被误诊或漏诊。像小沈这样出现血清肌酐短期内急剧升高，可能合并了新月体肾炎，需要尽早肾活检明确诊断并积极治疗。也就是说，感染性心内膜炎肾损害的诊断，由于缺乏血液或尿液检查的特异性诊断指标，最终可靠的诊断还有赖于肾穿刺活检病理。

感染性心内膜炎肾损害的治疗方法：①对于感染性心内膜炎的治疗，包括抗生素治疗和手术治疗。需要注意的是，抗感染治疗中使用的部分抗生素，如青霉素、万古霉素、氨基糖苷类等，有一定的肾毒性，须谨慎使用。②对于感染性心内膜炎所致的肾炎，尤其是新月体肾炎，可经过评估后使用糖皮质激素及免疫抑制剂治疗。

对于小沈这样的急性肾损伤患者，及时进行血液净化治疗，有利于尽快改善患者的全身症状，也有助于患者安然度过抗感染治疗期。

（龚劢敏）

重视肿瘤患者的肾损害

　　肾为人之根本，在维持人体新陈代谢的正常运转以及保障内环境的稳定中具有重要意义。然而，对于肿瘤患者而言，肾脏损害却是常见的并发症。肿瘤患者可发生多种肾脏损害，包括急性肾损伤、慢性肾脏病、蛋白尿和肾病综合征以及电解质紊乱等。

　　肾脏损害对肿瘤患者有什么影响呢?

　　许多研究显示，肾脏并发症可导致肿瘤患者的住院时间延长、花费增加、肿瘤缓解率降低以及死亡率升高等。化疗是肿瘤治疗的一个重要组成部分，许多抗肿瘤药物主要经由肾脏代谢清除，肾功能减退使得药物的代谢和排泄减慢，导致血药浓度升高，全身毒性作用增加，影响了肿瘤治疗的延续性。若是降低药物剂量则可能存在有效浓度不足而使治疗不充分；若是换用其他无明显肾毒性的替代药物则可能抗肿瘤效果不理想。而且，当存在严重肾损伤时，还不得不终止当前治疗方案。在精准治疗已成为趋势的今天，多种分子靶向药物已投入临床或正在进行临床试验，如果肾脏情况不理想，则可能限制患者参与到这些可能挽救生命的临床治疗中。

　　因此，肿瘤患者若是肾脏也不好了，不但影响了后续的抗肿瘤治疗，而且严重的肾脏病变还会导致患者心血管等并发症增多并提示结局不良，这对于患者而言无疑是雪上加霜的一件事。

肿瘤患者为什么容易发生肾脏损害？

肿瘤患者肾脏损害的常见病因与非肿瘤患者相似，但也有其独特性。肿瘤可通过多种机制导致肾脏损伤：①肾脏本身的肿瘤破坏肾脏自身结构；②肾外肿瘤累及肾脏或造成肾外梗阻；③肿瘤细胞的产物（如激素、生长因子、细胞因子和肿瘤抗原等）通过体液和细胞免疫诱发肾脏病；④肿瘤的代谢产物对肾脏的损害；⑤肿瘤的诊断（如造影剂）和治疗（如手术、药物、放疗、介入、移植等）等措施对肾脏的损害。

此外，一些容易加重肾脏损害的危险因素在肿瘤患者中也更为多见。如肿瘤患者由于纳差、呕吐、腹泻或存在胸水、腹水等情况，常常存在血容量不足，或是因反复感染、慢性疼痛，更容易接触各种抗生素、退热药以及止痛药物等。

患者发生肾脏损害后会有哪些临床表现呢？

肿瘤患者肾脏损害的临床表现常可被原发肿瘤所掩盖，但有时可出现不同程度的血尿、尿中泡沫增多、水肿、高血压、反复尿路感染、腰酸、腰痛、肾区疼痛不适等。患者可表现为肾病综合征、肾炎综合征、梗阻性肾病、肾小球病变、肾小管–间质病变、血管病变以及急、慢性肾衰竭等。当出现溶瘤综合征时，则表现为高尿酸血症、高磷血症、低钙血症、高钾血症以及急性肾衰竭。

怎么做才能知道自己的肾脏有没有问题呢？

当肿瘤患者的肾脏损害处于早期阶段时，往往没有上述这些与肾脏并发症直接相关的症状，仅在常规检查中才发现尿检异常或血肌酐升高，导致疾病不能早期诊断、早期治疗。因此需要定期检查评估肾脏相关指标（如尿液分析、肾功能和电解质等）以协助诊断。尤其是肿瘤患者，需要更为频繁地检查评估这些指标，一旦发现肾脏并发症，应评估是否存在肾功能减退、肾脏损害的严重程度及其进展速度，并对其产生原因进行分析诊断。

肿瘤患者如果出现了肾脏并发症应该怎么办？

及时诊断和处理肿瘤的肾脏并发症对于肾脏的预后以及后续的抗肿瘤治疗至关重要。肾脏科医师在肾脏并发症的诊治和管理中起关键作用，通过甄别患者在病程中或临床诊治过程中出现的肾脏问题，采取不同的治疗措施；对于肾前性损伤的治疗主要在于预防、祛除诱因、维持有效的血容量等；对于梗阻性肾病的治疗主要是解除梗阻；对于肿瘤相关的肾脏病，通常在肿瘤有效治疗后肾脏病可自然治愈或好转；对于在肿瘤诊治过程中出现的肾损害，则需要考虑当前正在进行的治疗是否加重肾毒性以及治疗是否需要调整等。同时，还应处理肿瘤其他合并症可能导致肾损害的因素。当出现急性肾衰竭时，及时给予肾脏替代治疗，可避免此类患者长期透析。当然，在及时有效的干预下，肾脏并发症通常可以预防和可逆。

有哪些方法可以预防肾脏并发症呢？

由于肾脏问题伴随着肿瘤的发生和发展，在肿瘤的诊治过程中，患者应密切关注自己尿液及肾功能的变化，同时加强与肿瘤科医生和肾脏科医生的联系和沟通。一方面，临床医生可通过一些肾损伤的预测模型，对高危患者进行早期干预，为患者制订个体化诊疗方案，以最大程度地减少肾损伤的发生；另一方面，患者也能获得相应的健康指导，规范自己的饮食，不随意使用消炎止痛药、滋补药或中药药食等。

随着肿瘤学的发展，肿瘤的治疗手段不断增多，其伴发的肾脏病也日益增多。这些肾脏问题伴随着肿瘤的发生和发展，并对预后产生不利影响。肿瘤患者肾脏损害的成因多种多样，对这些患者进行早期预防有望改善结局，并且使患者从肿瘤治疗的进步中获益。

（陈晓泓）

重视肿瘤分子靶向药物治疗的肾损伤

基因的研究开启了肿瘤靶向治疗的大门，在许多患者身上起到了不可思议的效果，如肿瘤被控制、缩小、获得手术机会等。

什么是分子靶向药物治疗？

靶向治疗，顾名思义，即治疗药物与治疗对象之间存在的一定的靶向关系。分子靶向药物治疗，是在细胞分子水平上，针对肿瘤细胞特有的基因（仅在肿瘤细胞中表达或在肿瘤细胞上发生了突变或改变）来设计相应的治疗药物。相比于传统放、化疗的通杀来说，靶向治疗就像是一个狙击手，能够精准地杀死癌细胞，而不破坏肿瘤周围的正常组织细胞。

肾功能不好能进行靶向治疗吗？

靶向药物被许多肿瘤患者，特别是晚期肿瘤患者奉为"神话"，被视为最后的生存希望。当患者体内检测出有相应的基因靶点后，就可进行靶向治疗。有靶向药物治疗的患者是幸运的，但若这个时候存在肾功能异常，那么抱歉，这个靶向药你可能就用不了了！通常在进行抗肿瘤治疗前，需要患者的肾脏功能尽量在可接受范围内，才会予以给药。若指标与正常相差太多，那么医生可能会建议患者先保肾，待指标恢复到理想范围内才会进行治疗。这又是为什么呢？难道保护肾脏比治疗肿瘤还要重要吗？的确，一个功能正常的肾脏对于患者的抗肿瘤治疗是非常重要的。许多抗肿瘤药物主要经由肾脏代谢清除，分子靶向药物也不例外。当肾损害时，药物的排泄和代谢发生延迟，导致全身毒性作用增加，就会影响了抗肿瘤治疗的延续性。

肾脏损害也是靶向药物的不良反应之一，严重时可导致患者停药

许多靶向药物确实对患者的肾脏有一定损害。在门诊经常会有拿着化验单来咨询的患者，由于明显的血肌酐升高或尿中蛋白增多等，他们担心自己面临被停药而无法进行继续治疗的困境。尽管与传统的化疗药物相比，靶向药物的不良反应已有了大大降低，但也是存在毒副作用的。在过去 20 多年的临床应用实践中，人们发现许多此类药物可引起显著的肾脏并发症，其发生率、程度以及发病机制因药物而各不相同。患者轻则表现为电解质紊乱，重则可出现需要紧急透析的急性肾损伤。虽然后者的发生概率不大，但对患者的危害是巨大的。一方面，肾损伤迫使患者减少药物剂量或终止当前的用药方案，降低了肿瘤治疗的缓解率；另一方面，肾衰竭可显著增加患者的并发症，特别是心血管事件的风险，情况严重时甚至可危及生命。

除药物治疗本身，其他因素也可加重患者的肾脏损害

靶向治疗的肾脏毒副反应通常可耐受，但若合并存在其他危险因素时，则有加重药物肾毒性的风险。常见的危险因素包括：

（1）血管内容量不足。容量不足在肿瘤患者中常见，可因胃肠

道反应［如呕吐、腹泻（常有液体摄入不足）］或肾脏丢失（使用利尿剂），以及浆膜腔积液（如腹水或水肿）等引起，是加重抗肿瘤药物肾毒性风险最常见的因素之一。

（2）合并使用其他肾毒性药物。如氨基糖苷类抗生素、非甾体类抗炎药或造影剂等。

（3）存在继发于肿瘤的尿路梗阻。如泌尿道肿瘤、妇科肿瘤、腹膜后纤维化、腹腔淋巴结病变等造成的肾外梗阻。

（4）本身存在肾脏病［可为特发性、与其他共存疾病（如高血压、糖尿病等）相关或与肿瘤本身相关］或已存在肾功能减退。

因此，临床医生在开始治疗前就应考虑这些因素，以尽量降低药物的不良反应。同时在联合用药方案中，应尽量选用肾毒性小的药物，避免加重肾损伤。

接受靶向药物治疗的患者应该做什么？

患者在接受靶向药物治疗的过程中，应注意血压监测，同时加强对肾脏相关指标（如肾功能、电解质、尿常规等）的重视。早期发现肾脏的损害，就能早期干预并进行用药调整，从而改善临床结局。通常在规范化治疗下，肾功能正常的患者都是能够耐受药物的不良反应的，但若肾脏本身存在问题则不一定了。因为肾功能差的患者，可能无法耐受当前的药物治疗或需要调整剂量，否则有可能造成肾功能的进一步恶化。当然，也不建议患者乱吃各种来路不明或不良反应不明的中药以及保健品，以免加重肾脏负担，造成进一步损伤。大家正确的做法应该是至肾脏专科经常性随访，检测肾脏相关的指标。

目前，抗肿瘤治疗已进入了个体化靶向治疗时代。分子靶向药物具有靶向性强、疗效佳等优势，为广大患者带来了希望。虽然靶向药物具有一定的选择性，但进入人体后仍可对正常的细胞、组织和器官产生一定的损伤。这些在治疗过程中伴随而来的毒性反应不但限制了药物的临床应用，降低了抗肿瘤效果，还影响了患者的生存质量，甚至危及患者的生命。

随着新型靶向疗法的广泛应用，靶向药物的肾毒性问题越来越受到关注。大多数的肾毒性事件是可预期、可控制的，但严重甚至危及生命的不良反应仍是临床上需要防范的重要问题。临床医生在使用靶向药物之前就应充分评估患者的肾功能，并考虑有无各种肾毒性的潜在风险，尽可能采取预防措施，以改善患者的治疗效果。

（陈晓泓）

警惕！原来肾脏病的元凶就在你身边

病例一：28 岁的娃娃脸女孩小彭总觉得自己胖，去年想通过短视频吸纳粉丝直播带货，开始吃减肥药。1 年后觉得胃不舒服，经过检查，医生确诊她患上了尿毒症，必须定期做血液透析。经过规律的透析治疗，小彭病情稳定，但 1 周三次的透析治疗，已经让小彭无法正常工作。

病例二：48 岁的王阿姨年轻的时候就有偏头痛，试了很多药物，只有止痛药最有效。因此，她养成了平均每 2~3 天就吃一次止痛药的习惯。怕麻烦的王阿姨经常到药店购买止痛药，也不体检。就在王阿姨的儿子备战高考时，一直忙里忙外的她晚上起夜越来越频繁，状态越来越差。百般无奈下，王阿姨做了个体检，发现血肌酐上升到 800 微摩尔 / 升，肾小球滤过率不到正常人的 1/10。医生确诊王阿姨患了尿毒症，需要终身透析治疗。

其实，随着化学药品应用的日益广泛，人们滥用药物的现象越来越多，药物性肾损害发生率明显升高。

药物性肾损害不容忽视

药物性肾损害（简称"药肾"）是由各种药物所致的急、慢性肾脏损害。滥用药物、不明成分的保健品等导致肾脏损害的患者，可达慢性肾脏病患者的10%，并呈逐年增加的趋势，应引起大家的重视。

关注容易导致肾脏病的药物

非甾体类抗炎药、部分造影剂和抗生素是导致药物性肾损害的主要元凶。近年来，随着国家对药物使用和检查的规范化管理，患者自行购买和滥用抗生素的情况有明显改善，抗生素所致的药物性肾损害已明显减少；随着影像学检查技术提高，造影剂的剂型有所改进，用量有所控制，造影剂导致的肾脏病也受到关注。而非甾体类抗炎药、化疗药物、免疫治疗药物等所致的药物性肾损害却在增加。此外，中草药肾病（主要是"马兜铃酸"肾病）在临床上仍然屡见不鲜。不少老百姓认为，中草药安全无不良反应，只会养生不会"害身"。其实，中药治疗自有一套理论和体系，并非人人都适合，应至正规中医医院就诊。

药物性肾损害表现形式多种多样

药物性肾损害可表现为各种临床综合征，与药物种类、损害机制、使用时间及机体状况有关。

1. 非甾体类抗炎药

（1）急性肾损伤多见于年龄在60岁以上，有严重心力衰竭、肝硬化腹水、肾病综合征的患者，患者大多无症状，或仅有轻微尿量减少，故有时不易发现。

（2）急性间质性肾炎常出现药疹、药物热、全身淋巴结肿大及关节痛等症状。

（3）慢性间质性肾炎和肾乳头坏死的发生常与服药时间和剂量密切相关。一般需服用镇痛药数年以上，甚至达20年。早期多无症状，而后逐渐出现夜尿多或多尿，并出现高血压，晚期进入慢性肾功能衰竭。

2. 抗生素

各种肾毒性抗生素，如氨基糖苷类、部分头孢菌素、磺胺均可引起单纯性血尿和（或）蛋白尿；青霉素可引起急性过敏性间质性肾炎，表现为血尿、白细胞尿、蛋白尿，同时伴肾功能不全、发热、药疹等症状，由青霉素所致的过敏反应性损害多在用药后 24 小时内发生。

3. 抗病毒药物

有报道显示，长期使用茚地那韦或西多福韦，可以导致慢性肾功能不全；长期使用茚地那韦，可能引起肾脏萎缩伴严重高血压。

4. 化疗药物

在白血病或其他肿瘤的化疗过程中，由于肿瘤细胞代谢旺盛或化疗导致肿瘤细胞大量崩解可诱发肿瘤溶解综合征，临床常表现为高尿酸血症、高磷血症、高钾血症及急性肾损伤。此外，化疗药物，如铂类、异环磷酰胺、亚硝基脲类、甲氨蝶呤等可引起肾小管间质损伤。

5. 中草药

中草药肾病的临床表现与所用马兜铃酸属植物药的种类、用量和用法以及个体易感性等有关。

6. 造影剂

主要为含碘造影剂，用于增强 CT、冠心病造影、介入治疗等。

预防药物性肾损害的五大措施

（1）"药肾"损害要警惕。肾病具有起病隐匿的特点，因此，大家需要了解高危药物及早期表现，平时多关注自身，如出现小便颜色变深、发红、发黑，有较多泡沫，夜尿增多、少尿等异常，应尽快去医院查尿常规、尿微量白蛋白和肾功能，以排除肾脏病变。特别是在用药过程中，更要提高警觉，以期早发现、早治疗。

（2）用药时须遵医嘱。由于肾毒性反应、渗透性肾病等肾损害的发生大多与用药剂量、疗程相关，所以患者不要乱吃药，必须吃药时要征求医生意见，保证合理、正确用药，并在用药过程中密切监测药物不良反应。此外，需要注意的是，由于过敏反应相关性肾损害大多与用药剂量无关，患者在用药前应主动告诉医生自己的既往药物过敏史，如此，才可以避免药物性肾损害。

（3）巧选药，低毒性。避免两种或两种以上肾毒性药物同时或在短时间内相继应用，尽量选用对肾脏损害可能性较小的药物，如选用非离子性、低渗性造影剂或不含碘的造影剂，可以减少造影剂肾病的发生。氨基糖苷类抗生素所致肾损害在停药后 3 周以上才能恢复，如在短时间内重复使用其他肾毒性药物，则肾毒性会显著增加。

（4）观尿量，多"水化"。用药期间，患者应该密切观察尿量和各种肾脏损伤指标的变化，以期早期发现肾损害，尽早减量或停药，减少或减轻肾损害的不良后果。此外，充分的"水化"（大量输液，以保证尿液量，避免引起肾功能的严重损伤）可以预防造影剂、铂类、甲氨喋呤、磺胺等药物性肾损害。

（5）高危人群应小心。肾脏是药物代谢和排泄的重要器官，药物引起的肾损害主要表现为肾脏毒性反应和过敏反应。肾脏容易发生药源性损害的原因是肾脏对药物毒性反应特别敏感。如果患者已经有肾脏疾病，尤其是有基础肾脏疾病，以及特殊人群如婴幼儿、老年人、肾脏储备功能较低者，对药物损害的易感性更明显。

药物性肾损害预后如何？

一般地说，如能及时诊断及正确治疗，药物性肾损害总体预后良好。临床亦证实，多数药物性肾损害患者肾功能可恢复正常，但个别重症肾功能衰竭、病情复杂、治疗不及时或原有肾功能不全患者及老年患者，肾功能常难以恢复，表现为进行性肾功能下降，最终发展为终末期肾功能衰竭。此外，药物性肾损害的预后还与导致疾病的药物有关，卡莫司汀、司莫司汀等抗癌药及某些多肽类抗生素可产生不可逆或进行性肾损害。

（丁小强）

退热药怎么选？肾友们慢慢听我讲

日常生活中，肾友们常常面临这样一个问题：当我们受到病毒感染发热时，什么样的药适合吃，什么样的药不适合吃呢？下面，就给大家慢慢道来。

首先，我们要了解生活中常见的解热镇痛药有哪些，它们的作用机制是什么。我们常说的退热药主要是指西药类的非甾体抗炎药，该类药物主要通过抑制前列腺素的合成，使体温调节中枢的调定点下调，产生周围血管扩张、出汗散热，从而发挥退热作用，家庭常用的主要是布洛芬和对乙酰氨基酚。

布洛芬是一种常用的退热药，它对肝脏的影响相对较小，肝功能不全的人群可以考虑选择布洛芬，肾功能不全的患者应该慎用布洛芬，所以肾友对于布洛芬还是要尽量敬而远之。这样的话，就有许多肾友会问："对乙酰氨基酚经过肝脏代谢，不影响肾，所以，肾病患者选对乙酰氨基酚比布洛芬安全得多，是这样吗？"的确，对乙酰氨基酚对于肾功能不全患者，安全性相对更好一些，因此，肾功能不全的患者应该优选对乙酰氨基酚。但在这里需要让广大肾友明确的一点是：不管是布洛芬，还是对乙酰氨基酚，都有一定肾毒性！对乙酰氨基酚确实是经过肝脏代谢，但是最终对乙酰氨基酚和它的代谢产物，还是要经过肾脏排出体外，超过 90% 对乙酰氨基酚会在 24 小时内通过尿液排出。因此，对乙酰氨基酚虽好，但也不要乱用哦，一般来说退热药物每 24 小时用药次数不应超过 4 次，在用药的同时也要注意相同作用药物不要重复或者交替使用。

下表列出了大家在日常生活中经常见到的几种含有对乙酰氨基酚的药物。

表 2　常见的含有对乙酰氨基酚的药物

药物	减轻黏膜充血制剂	抗组胺药物	解热镇痛药物	镇咳药物
小儿氨酚黄那敏颗粒		氯苯那敏 0.5 毫克	对乙酰氨基酚 0.125 克	
白加黑	伪麻黄碱 30 毫克	苯海拉明 25 毫克（仅夜片）	对乙酰氨基酚 0.325 克	右美沙芬 15 毫克
日夜百服宁	伪麻黄碱 30 毫克	氯苯那敏 2 毫克（仅夜片）	对乙酰氨基酚 0.5 克	右美沙芬 15 毫克
泰诺	伪麻黄碱 30 毫克	氯苯那敏 2 毫克	对乙酰氨基酚 0.325 克	右美沙芬 15 毫克
新康泰克	伪麻黄碱 90 毫克	氯苯那敏 4 毫克		
999 感冒灵颗粒		氯苯那敏 4 毫克	对乙酰氨基酚 0.2 克	
快克		氯苯那敏 2 毫克	对乙酰氨基酚 0.25 克	
维 C 银翘片		氯苯那敏 1.05 毫克	对乙酰氨基酚 0.105 克	

有些肾友会因为本身疾病在使用糖皮质激素治疗，如地塞米松、泼尼松等，激素本身不是常用的退热药，还会抑制机体免疫功能。因为糖皮质激素能抑制致热源的释放，降低体温中枢的敏感性，所以可取得立竿见影的降温退热效果。但退热"快"未必好！原国家卫生部制定的《糖皮质激素类药物临床应用指导原则》明确规定："严格限制没有明确适应证的糖皮质激素的使用，不能单纯以

退热为目的使用糖皮质激素",除非有急性炎症反应综合征、病情严重者。

总之,退热药不能乱用,一般体温超过 38.5℃才使用退热药,并且在医生的指导下或者咨询医生后使用,用药疗程也不宜过长,如果有不适还是要第一时间去医院就诊。

（王光璞）

偏方导致的急性肾衰竭

　　王伯伯最近一个月出现咳嗽、咳痰症状，吃了很多药都不见好。王伯伯的大姐心疼弟弟，给他找来一个偏方——生吃鱼胆能治咳嗽。第二天王伯伯便上菜市场买了一条八九斤的大青鱼，谁知服下鱼胆后不久就出现呕吐、腹痛，尿量减少，家人赶紧把他送至医院，诊断为"急性肾损伤"。经过洗胃、血液透析等抢救治疗，才脱离危险。那么，究竟什么是急性肾损伤？它和急性肾衰竭有关吗？

　　急性肾损伤，以往称为急性肾功能不全或急性肾衰竭，2005年后统一称为急性肾损伤（AKI）。急性肾损伤的病因分为肾前性、肾后性和肾性三种情况。（1）肾血液灌注不足是肾前性急性肾损伤的主要发病机制，原因主要包括严重呕吐和腹泻、大出血、心功能衰竭等。（2）肾后性急性肾损伤主要由泌尿道梗阻所致，如前列腺肥大、泌尿系肿瘤和结石导致的尿道梗阻等。（3）急性肾小管坏死、急性间质性肾炎、肾小球肾炎、血栓性微血管病等是常见的肾性急性肾损伤的病因。

　　像王伯伯这样既吃过青鱼胆又出现严重呕吐症状的情况，可能是肾前性和肾性因素共同作用，导致了急性肾损伤。

　　另外，还有日常生活中常见的病因，包括感染、药物和毒物等因素。

急性肾损伤后，经过积极对症治疗，多数患者肾功能可以恢复正常，但部分患者肾功能不能恢复，需要长期透析治疗维持生命。另有部分患者肾功能虽然恢复，但血肌酐缓慢升高，逐渐发生慢性肾衰竭，所以急性肾损伤恢复的患者也不能掉以轻心。

那么，生活中如何有效预防急性肾损伤呢？

发生感冒或者有发热、头痛、呕吐、腹痛、腹泻等症状时，不建议自行服药，应到正规医院就诊，在医生指导下进行治疗。服用某种药物后出现尿量明显减少、腰酸、全身皮疹、尿色发红等表现时，要立即停用该药，及时就诊。急性肾损伤恢复之后，建议每年定期检查肾脏。

（王一梅）

过敏也要查尿液？

19 岁的大学生小孙，放暑假时和朋友吃了一顿烧烤后发现双下肢出现红色的皮疹，不疼不痒，用手压也不褪色。开始小孙不以为然，1 周后吃了一顿海鲜，这种皮疹又出现了。到医院就诊后，皮肤科医生诊断为"过敏性紫癜"，同时叫小孙验个尿液。没想到尿检结果显示尿蛋白 +，尿红细胞 3+。医生说他有肾炎，建议他到肾内科就诊。小孙郁闷了，明明是过敏，怎么又成肾炎了呢？

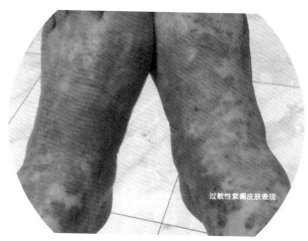

图 11　过敏性紫癜的皮肤表现

过敏性紫癜常累及皮肤，出现皮肤瘀点瘀斑；还可以累及消化道，表现为消化道出血；累及关节，出现关节疼痛；更多的累及肾脏，表现为血尿和（或）蛋白尿，严重者出现血肌酐升高，称为"过敏性紫癜性肾炎"。过敏性紫癜好发于儿童和青少年，是一种全身性的血管炎性疾病。过敏性紫癜性肾炎的发病原因多种多样，总结一下主要有以下几点：

（1）感染：如细菌、病毒、衣原体或寄生虫感染，引起全身过敏。

（2）药物：使用某些药物，如抗生素、磺胺类、异烟肼、巴比妥、碘化物等引起过敏。

（3）食物：如乳、鱼、虾、蟹、蛤等引起的过敏。

（4）化学制剂：如接触某些房屋装修材料、新家具散发的化学制剂气味、染发剂等。

（5）其他：如花粉、虫咬、寒冷刺激等。

过敏反应归根结底也是一种免疫反应，过敏后免疫复合物形成，造成皮肤、胃肠道、关节腔和肾脏的小血管发生炎性反应。在这种过敏反应中，免疫球蛋白A在紫癜性肾炎的发生和发展过程中占有重要地位。过敏性紫癜性肾炎患者肾穿刺病理可见肾小球系膜区和毛细血管伴有免疫复合物IgA的沉积。通常医生根据肾穿刺病理结果制订合适的肾炎治疗方案。

在此提醒过敏的朋友注意啦，别忽略肾脏检查。

（朱加明）

关爱特殊人群肾脏健康

老年人谨"肾"体检的三大法宝

随着年龄的增长，人体各个器官功能会逐渐下降，肾脏也不例外。如果合并高血压、糖尿病、冠心病、高尿酸血症的慢性并发症或长期服用药物，老年人的肾脏滤过功能可能下降更快。因此，老年人更要重视体检中肾脏病的检查。接下来就给大家讲讲老年人谨"肾"检查的三大法宝——尿常规、肾功能、超声波（肾脏及肾脏血管）检查。患高血压、糖尿病、痛风和高尿酸血症、血脂异常等慢性疾病者，需要更为细致的检查，包括微量白蛋白尿检查。

法宝一：尿常规检查

潜血和红细胞：尿潜血是尿常规里常见的呈阳性的项目。尿潜血阳性不一定是疾病表现，可能与尿潜血的试剂较敏感有关，也与体检前做过剧烈运动、女性月经期间或月经刚结束等因素有关，但建议及时就诊由肾内科专科医师鉴别。尿红细胞同样需要引起重视，一个月内要复查，建议必要时至肾内科专科医师处就诊评估。

白细胞：白细胞计数在 5 个 / 高倍镜视野以上，有尿频、尿急、尿痛、腰酸等症状，需要进一步复查和治疗。

尿蛋白：不管有几个"+"，都应去肾病科筛查一下。复查前一天要注意休息，检查前避免大量饮水。如果合并高血压、糖尿病等慢性疾病，可以同时做尿白蛋白／肌酐比值。如果结果仍有异，请尽快至肾脏内科就医。

法宝二：肾功能检查

血肌酐：是反映肾脏排泄、代谢产物的能力是否仍在正常范围。若升高表示肾脏已经失去宝贵的代偿功能，请在第一时间至肾脏专科诊治，以免贻误时机。

法宝三：超声（肾脏及肾脏血管）检查

超声检查是筛查肾脏影像是否正常最为简便的方法。肾囊肿是老年人肾脏超声检查中常见的结果。单纯肾囊肿大小在 5 厘米以下，且未出现感染、出血等并发症，一般不需治疗。

总之，掌握肾脏病筛查的三大法宝，老年人肾脏病将无所遁形。

（丁小强）

如此 "肾" 好——老年人与慢性肾脏病

随着人口老龄化的加剧，我国老年慢性肾脏病（CKD）人群不断扩大，老年慢性肾脏病的患病率高达 30%~50%，明显高于普通人群。

从 40 岁开始，人体各器官功能逐渐减退，肾功能也是如此。虽说衰老是不可避免的人生进程，但不代表老年人就一定会有肾脏疾病。老年人肾脏老化的程度差异很大，有些 80 岁的老年人肾功能还可以与年轻人相仿。这种个体差异与老年人自身体质、基础疾病、生活习惯、药物反应、情绪压力等多种因素密切相关。下面，我们就一起了解一下老年人的肾脏改变，从而加强保护肾脏意识，减缓肾脏的老化。

影响老年肾脏病变的常见因素有哪些？

（1）高血压肾损害。我国 60 岁以上的老年人高血压患病率为 15%~50%。高血压是肾硬化的主要原因或促进因素，导致肾脏小动脉，尤其入球小动脉和小球毛细血管损害和硬化。

（2）糖尿病肾病。糖尿病是老年人常见病之一，病程 10~20 年的糖尿病患者约有 50% 发生糖尿病肾病，5%~10% 死于尿毒症，肾小球滤过率的降低在糖尿病患者中更为迅速。

（3）老年下尿路结构的改变。老年男性易发生前列腺肥大，严重者能引起梗阻性肾病，使肾功能丧失。老年女性易出现骨盆松弛、尿失禁、尿路感染、泌尿系肿瘤而影响肾功能。

（4）药物性肾损害。许多药物或其代谢产物主要由肾脏排泄，肾小球滤过率愈低，则药物从肾脏排泄越慢，老年人血浆白蛋白较青年人低，药物在转运过程中与白蛋白结合减少，更容易发生毒性反应。例如，对于一些氨基糖甙类抗生素、常用镇痛类以及抗抑郁等药物，老年人在使用时更易出现肾损害。

（5）长年高蛋白饮食。长期超负荷食物蛋白摄入可导致肾小球高滤过和肾血浆流量增加，进入系膜的血浆蛋白升高，系膜沉积，最终出现肾小球硬化。

（6）其他因素。细菌或病毒引起的感染发热、心力衰竭、心肌梗死、大出血、摄入不足、呕吐、腹泻等所致低血压，滥用利尿剂等因素导致肾灌注不足、肾缺血损伤，也会加剧老年肾功能的恶化。

老年人肾脏病该如何预防呢？

预防肾脏疾病，应遵循八原则：

（1）控制血糖。保持血糖水平稳定，严格限制热量摄入，遵医嘱，坚持使用降糖药。

（2）适量运动。规律生活作息，锻炼身体，培养健康的生活方式。选择自己喜欢的、可以长期坚持的体育健身活动，如有氧运动、球类运动和太极拳等。

（3）监测血压。应定期监测血压，避免血压剧烈波动。肾脏是高血压损伤的靶器官之一，要定期监测血压及尿常规和肾功能，做到早发现、早治疗。

（4）控制体重。日常饮食注意以下几点：食物多样，谷类为主；

多吃蔬果、奶类、大豆；适量吃鱼、禽、蛋、瘦肉；少盐少油控糖限酒。保持低盐低脂的健康饮食，避免超重、肥胖，既有助于减轻肾脏负担，又有利于预防糖尿病、高血压等损伤肾脏的疾病。

（5）多喝水。充足的水分摄入有利于维持正常的尿量，保证肾脏的排泄功能，及时清除体内的钠、尿素等，从而降低慢性肾脏病的风险。

（6）戒烟。吸烟不仅是多种慢性疾病的危险因素，对于肾脏来说，吸烟也是百害而无一利的。香烟中的尼古丁可使肾小球滤过率增高，改变肾小管功能，加速慢性肾脏疾病恶化。

（7）谨慎用药。镇痛药、含马兜铃酸的中药、抑酸药以及某些抗生素等是常见的可能导致肾损伤的药物，因此应避免随意服用药物，必要时应在医生指导下规范使用，并注意监测尿液和肾功能。

（8）定期检查。如果你有一个或多个高危因素，请定期检查自己的尿常规和肾功能，有高血压、糖尿病、肾脏病家族史等高危因素的患者应定期做尿常规、肾功能等检查，以便及时发现肾脏的病变，进行早期干预治疗。

（黄娟）

急性肾损伤
——老年人需要警惕的健康杀手

据上海最新的人口数据统计结果显示，截至 2020 年底，60 岁及以上的老年人已达 581.55 万人，占上海人口总数的 23.4%，比 2010 年增长 8.3%，上海城市人口老龄化的问题愈加突出。老年人各器官生理机能减退，使之成为罹患各种疾病的高危人群。急性肾损伤就是老年人需要警惕的健康杀手之一。

我曾遇到一位 92 岁的老年男性急性肾损伤患者，他因为咳嗽、发热 2 天，经胸部 CT 确诊为肺炎后入院接受治疗。入院时老人肾功能正常，血肌酐水平 102 微摩尔／升；治疗 1 周后呼吸道症状明显好转，但复查肾功能时发现血肌酐升高到 330 微摩尔／升，第二天复查血肌酐仍进一步升高，伴尿量减少。我受邀会诊后，仔细地询问病情，发现患者两天前出现胃口不好，进食少还伴有腹泻。床位医生也进行了相关的检查，并给予保护胃肠黏膜和止泻药物，患者的腹泻情况略有好转，但进食仍不多。给患者查体时，发现患者皮肤干燥，建议立即增加静脉补液。加强补液第二天后患者尿量增加，至第三天患者的肾功能已基本恢复。这个患者主要是由于摄入过少加上腹泻丢失液体，导致体液不足造成急性肾损伤。因为病因较为单一，及时纠正病因后肾功能也较快恢复。这虽然是例个案，但值得我们深思。

国内外大量研究显示，老年人急性肾损伤的发病率非常高。有报道显示，70岁以上的老年人急性肾损伤的发生率较年轻人高3.5倍，合并急性肾损伤的住院患者中，老年人的比率可高达40%以上。

为什么老年人容易出现肾脏的损伤？原因主要有以下三点：第一，肾脏随年龄递增而出现生理性的衰老，从而对各种损伤的"抗打压能力"显著下降，当面对有害因素时，肾脏功能很容易受伤。婴幼儿的肾脏约重50克，随生长发育逐渐增重，至30~40岁时达到顶峰，达250~270克。40岁以后，肾脏开始走下坡路，逐渐萎缩，重量减轻，大约每10年减重10%左右，至80~90岁时肾脏重量降至185~200克。第二，肾小球的血管硬化程度随年龄增加而逐渐加重，与之伴随的还有肾小管萎缩、数目减少和脂肪变性等病变。因此，我们会观察到老年人肾脏血流量减少并伴不同程度肾小管功能的减退。甚至一部分老年人的肾脏内分泌功能也会随着年龄增长而发生变化。第三，老年人常合并糖尿病、高血压等基础疾病，这些疾病的存在本身就对肾脏健康造成了威胁。

40岁以后肾脏的各种功能渐进性下降，60岁以后日趋明显。正常情况下，这种变化尚不影响肾脏的生理功能，但一旦遭受损伤，老年肾脏无法代偿和有效修复各种打击对肾脏造成的损伤，临床上可出现肾功能减退的各种表现，如血肌酐升高、尿量减少等。既然随年龄出现的渐进性衰老是无法改变的自然规律，那么减少、避免各种损伤因素就是减少老年人急性肾损伤事件的关键。

急性肾损伤的病因多种多样，通常可分为肾前性、肾实质性和肾后性三大类。低血容量、低血压并伴有肾血流量明显减少等因素，均可导致肾前性急性肾损伤，也是临床上最常见的类型。摄入不足、腹泻、过度利尿等都是老年人常见的肾前性因素，尤其要关注这些方面。另外，药物也是引起老年人急性肾损伤的一个主要原因。老年人发生药物不良反应的频率明显高于年轻人。致肾损伤的常见药物包括各类抗生素、造影剂、利尿药、××普利／××沙坦类降压药物、解热镇痛药以及一部分中药等。其中容易被忽视的药物是解热镇痛药，尤其是百服宁、泰诺、白加黑等感冒药，临床上常常遇到吃了两片感冒药就出现急性肾损伤的老年患者。

总之，随着人口老龄化的加剧，老年人急性肾损伤的发病率逐渐增高，全体医护人员要和老年人群一起做到早发现、早诊断、早治疗，这才是预防疾病和战胜疾病的法宝。

（冯建勋）

小朋友，你的尿液标本留正确了吗？

尿液检查是疾病诊断、治疗和判断预后的重要依据。儿童留取尿液标本看似是一件简单的事情，但实际上是一项"技术活儿"。要得到准确的尿液检查结果需要正确留取尿液标本。临床上常见的尿液标本有晨尿（化验尿常规、尿沉渣、尿微量白蛋白、尿钙/肌酐、尿蛋白/肌酐等）、清洁中段尿（化验尿培养等）、24小时尿（化验24小时尿蛋白等），留取尿液标本时家长需要注意以下几点：

留取晨尿

尿液检查以留取晨尿为宜。晨尿是指早晨起床后的第一次排尿。留取尿液的前一天晚上，特别是临睡前，不要过多饮水和剧烈运动，入睡前排一次小便并清洁外阴。提前准备好患儿留取尿液的容器，第二天晨起不活动、不进食，立即留取尿标本。婴幼儿可使用新生儿集尿袋，男婴直接将阴茎套入袋中，女婴将集尿袋与尿道完全贴紧，集尿袋和皮肤之间尽量不要有皱褶，将皮肤伸展后再贴上去，避免尿液漏出或大便混入，避开肛门口。

注意事项：月经期会影响尿检查结果，需在月经期结束后留取尿液；避免粪便、便纸等混入；门诊患儿需要留取尿液标本来院化验者，尿液需留置于干燥、清洁、带盖的玻璃或塑料容器中（干燥清洁的空矿泉水瓶即可，不可残留肥皂或其他洗涤剂）。尿标本一般需在2小时内送检，需要较长时间才能送检的尿标本可在留取尿标本的容器外放置冰块。

留取清洁中段尿

应正确清洗和消毒外尿道，只有排除外界细菌干扰，才能准确地检测尿液是否存在细菌，是致病菌还是条件致病菌。留取尿液前用清水充分清洁尿道口，女孩应注意清洁阴唇褶皱处，男孩注意清洁龟头。使用含碘皮肤消毒液消毒尿道口两次，生理盐水棉球擦拭干净，然后排除弃去前段尿液，留取中段尿液，置于无菌容器内。

注意事项：留取尿液后立即盖好无菌尿杯的瓶盖，不能擅自打开，以免被污染；留取尿液全过程应绝对避免手及物表接触器皿及盖，以免污染。

收集24小时尿液

准备干燥、清洁、带盖的容器；次日晨6点（或在护士指定的时间进行），排空膀胱；当日第一次尿液留取在容器后需要放防腐剂；然后开始将后续的尿液全部留存在容器内，放于阴凉处；需要记录尿量的患儿，每次解尿都用量杯测量尿量，并记录；次日6点，最后收取一次尿液，留尿结束；统计24小时内的尿液总量，在混匀后的尿液中抽取10~15毫升送检。

注意事项：留取尿标本当日，正常饮食，正常活动，勿过量饮水，勿卧床不动，勿剧烈运动，勿遗漏。

（沈霞）

奇怪的疼痛也和肾脏有关？

从 10 岁起，小宇就时不时出现手指尖、足趾尖阵发性疼痛，并且有前胸及后背散在红色皮疹，抹了好多种药膏，但都不怎么管用。

然而，3 年后小宇还出现了其他的症状——眼睛水肿，这可把小宇妈妈吓坏了，带去医院一查，更是雪上加霜——不仅有蛋白尿，心脏也不好了。更为可怕的是，小宇妈妈想起了自己的"家族魔咒"——自己有肾炎，小宇的外公 36 岁就去世了。

这到底是啥毛病？在辗转了多个医院，做了肾穿、酶学和基因等检查后，小宇最终被确诊为"法布雷病"。

什么是法布雷病？

法布雷病是一种罕见的 X 染色体伴遗传性溶酶体贮积病，它是由于 GLA 基因突变导致 $\alpha-$半乳糖苷酶 A（$\alpha-Gal\ A$）酶活性部分或全部丧失，造成其代谢底物三己糖酰基鞘脂醇（GL-3）及 GL-3 的衍生物血浆脱乙酰基 GL-3（Lyso-GL-3）在人体各器官、组织如心脏、肾脏、胰腺、皮肤、神经、肺等大量贮积，最终引起一系列脏器病变。尽管病变从出生就开始了，但是往往在儿童至青少年时期才表现出症状，并随着病程进展而逐渐加重。它不仅影响儿童的生长发育和成年后的生活质量及生存寿命，而且给家庭和社会带来巨大的精神和经济负担。

法布雷病都有什么表现？

法布雷病的临床症状并不典型，约 72% 的患儿表现为手足疼痛或感觉异常，约 13% 的患儿表现为肾脏受损。其诊断不是一件容易的事，很多时候就像"盲人摸象"般迷茫，最后的确诊需要依靠"临床表现 + 酶活性 + 基因 + 代谢产物"的综合判断。成人患者从首发症状到确诊平均延误 15 年，部分患者诊断延误可达 30 年或更长时间。

因此，当有不明原因疼痛又伴有肾脏等症状时，可别忘记筛查法布雷病。

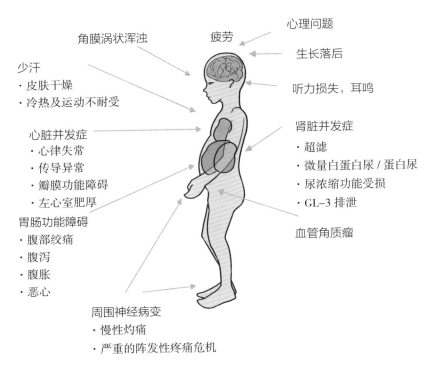

图 12　儿童法布雷病常见症状

得了法布雷病该怎么办？

目前国内已有特异性酶替代治疗药物被批准用于该病的治疗，使得法布雷病成为为数不多的可诊可治的罕见病之一，可尽可能地避免进一步的不可逆的器官损伤。特异性酶替代治疗药物通过"缺啥补啥"的方式，有效减轻患者的疼痛等症状，改善胃肠、心肌、肾功能，从而改善患者的生活质量和预后。

虽然这个药物的费用昂贵，但是不要因此而退缩，治疗越早，获益越大！目前，特异性酶替代治疗药物已得到了国家、社会多层面的支持，上海首例儿童法布雷特效药（注射用阿加糖酶 β）注射也已在复旦大学附属儿科医院完成。

除了对法布雷病的理想治疗包括疾病特异性治疗和支持疗法，还需有对该病治疗经验丰富的多学科团队的定期随访。因此，一旦确诊，请听从医生的建议，规范随访和坚持治疗。固然诊断的过程和与疾病抗争的过程充满着艰辛，但是只要有希望，我们就不该放弃，不是吗？

（张致庆）

肾脏不给力，也会长不高

小辉和他双胞胎弟弟的身高差异一直没有被父母重视。在他们看来，可能是小辉吃饭挑食造成的，但是眼瞅着弟弟都快比小辉高出一头了，父母着急起来。到了门诊做了检查才发现，原来小辉已经是慢性肾脏病三期了……

肾脏不好也会长不高吗？

很多人认为肾脏就是一个过滤器，过滤出血中的代谢废物，形成尿液排出体外。但是实际上，肾脏的功能可远远不止这一点，它可以分泌肾素、血管紧张素来调节血压；可以分泌促红细胞生成素，避免贫血；可以生成活性维生素 D，维持骨代谢平衡。通俗地来讲，肾脏与孩子的生长发育有密切的关系。

生长发育过程中任何生理、病理、心理、社会方面的因素都有可能引起生长的障碍，而在慢性肾脏病的儿童中，由于疾病因素的存在，他们所表现出的生长障碍更为严重，不仅影响他们的生活质量，甚至威胁生命。不良的生长状况，不仅使他们外观上有别于正常儿童，自尊心、自信心受到伤害，还会影响日后乃至成人期的社会活动，得不到充分的机会表达自己，从而产生社交退缩和心理问题。

然而，肾脏疾病往往比较隐匿，不易被发现。小辉的父母都"熟视无睹"双胞胎兄弟俩的身高差，更何况无"对照"的家庭了。还有很多父母，尽管意识到孩子矮小，但是想着还有青春期可以"窜一窜"，也没尝试去寻找矮小的原因，这也是导致很多慢性肾脏病到后期才被发现的原因。

如何判断孩子的身高是否正常？

首先要确保测量的方法是正确的。2岁及以下的孩子，需要两个人协助完成，采取仰卧位，头顶挡板，枕部、臀部、脚跟要紧贴量板，读出的数值，即宝宝的身高。2岁以上的孩子，采取站立位，按下图所示完成测量。

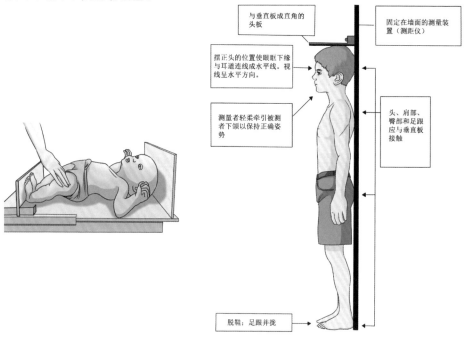

与垂直板成直角的头板

摆正头的位置使眼眶下缘与耳道连线成水平线。视线呈水平方向。

测量者轻柔牵引被测者下颌以保持正确姿势

脱鞋；足跟并拢

固定在墙面的测量装置（测距仪）

头、肩部、臀部和足跟应与垂直板接触

图 13　儿童身高测量

获得了准确的身高（身长）的数值后，家长朋友们就可以进行判断了。当孩子的身高偏矮，甚至属于"矮小"时，一定要记得去医院做个全面的检查，别忘记检查一下肾脏。

表 3　0—18 岁男孩身高体重表

年龄	身高（厘米）				体重（千克）			
	矮小 (第3百分位)	偏矮 (第10百分位)	标准 (第50百分位)	超高 (第75百分位)	偏瘦 (−1SD)	标准 (中位数)	超重 (+1SD)	肥胖 (+2SD)
1 岁	71.5	73.1	76.5	78.4	9.00	10.05	11.23	12.54
2 岁	82.1	84.1	88.5	90.9	11.24	12.54	14.01	15.67
3 岁	89.7	91.9	96.8	99.4	13.13	14.65	16.39	18.37
4 岁	96.7	99.1	104.1	106.9	14.88	16.64	18.67	21.01
5 岁	103.3	105.8	111.3	114.2	16.87	18.98	21.46	24.38
6 岁	109.1	111.8	117.7	120.9	18.71	21.26	24.32	28.03
7 岁	114.6	117.6	124.0	127.4	20.83	24.06	28.05	33.08
8 岁	119.9	123.1	130.0	133.7	23.23	27.33	32.57	39.41
9 岁	124.6	128.0	135.4	139.3	25.50	30.46	36.92	45.52
10 岁	128.7	132.3	140.2	144.4	27.93	33.74	41.31	51.38
11 岁	132.9	136.8	145.3	149.9	30.95	37.69	46.33	57.58
12 岁	138.1	142.5	151.9	157.0	34.67	42.49	52.31	64.68
13 岁	145.0	149.6	159.5	164.8	39.22	48.08	59.04	72.60
14 岁	152.3	156.7	165.9	170.7	44.08	53.37	64.84	79.07
15 岁	157.5	161.4	169.8	174.2	48.00	57.08	68.35	82.45
16 岁	159.9	163.6	171.6	175.8	50.62	59.35	70.20	83.85
17 岁	160.9	164.5	172.3	176.4	52.20	60.68	71.20	84.45
18 岁	161.3	164.9	172.7	176.7	53.08	61.40	71.73	84.72

表 4　0—18 岁女孩身高体重表

年龄	身高（厘米）				体重（千克）			
	矮小 (第3百分位)	偏矮 (第10百分位)	标准 (第50百分位)	超高 (第75百分位)	偏瘦 (−1SD)	标准 (中位数)	超重 (+1SD)	肥胖 (+2SD)
1 岁	70.0	71.6	75.0	76.8	8.45	9.40	10.48	11.73
2 岁	80.9	82.9	87.2	89.6	10.70	11.92	13.31	14.92
3 岁	88.6	90.8	95.6	98.2	12.65	14.13	15.83	17.81
4 岁	95.8	98.1	103.1	105.7	14.44	16.17	18.19	20.54
5 岁	102.3	104.8	110.2	113.1	16.20	18.26	20.66	23.50
6 岁	108.1	110.8	116.6	119.7	17.94	20.37	23.27	26.74
7 岁	113.3	116.2	122.5	125.9	19.74	22.64	26.16	30.45
8 岁	118.5	121.6	128.5	132.1	21.75	25.25	29.56	34.94
9 岁	123.3	126.7	134.1	138.0	23.96	28.19	33.51	40.32
10 岁	128.3	132.1	140.1	144.4	26.60	31.76	38.41	47.15
11 岁	134.2	138.2	146.6	151.1	29.99	36.10	44.09	54.78
12 岁	140.2	144.1	152.4	156.7	34.04	40.77	49.54	61.22
13 岁	145.0	148.6	156.3	160.3	37.94	44.79	53.55	64.99
14 岁	147.9	151.3	158.6	162.4	41.18	47.83	56.16	66.77
15 岁	149.5	152.8	159.8	163.5	43.42	49.82	57.72	67.61
16 岁	149.8	153.1	160.1	163.8	44.56	50.81	58.45	67.93
17 岁	150.1	153.4	160.3	164.0	45.01	51.20	58.73	68.04
18 岁	150.4	153.7	160.6	164.2	45.26	51.41	58.88	68.10

已经确诊了慢性肾脏病，孩子的身高还有救吗？

国外多项研究已证实，人重组生长激素能促进慢性肾脏病儿童的生长，它可以帮助尚未青春发育的慢性肾脏病儿童（未透析 / 透析 / 移植）实现显著的身高追赶。但是需要强调的是，改善营养和代谢在整个过程中始终至关重要，尤其在婴儿期。

小辉在经过评估后，接受了人重组生长激素的治疗，也通过积极的营养干预，在身高上终于赶上了弟弟。小辉的父母回想这"熟视无睹"的经历，追悔莫及，但是他们又庆幸目前的医疗技术可以帮助他们解决这个问题。

（张致庆）

孩子血尿了，就是肾炎吗？

"我孩子的体检报告显示尿潜血 2+……"

"我孩子刚刚拉了一泡红色尿……"

那么这就是"血尿"，就是"肾炎"吗？

对于临床疑诊"血尿"的孩子，建议留取晨尿进行复查。晨尿，即晨起且不活动、不进食情况下的第一次排尿。有些家长会让孩子晨起憋尿来院留取"晨尿"，其实这并不是"晨尿"了。此外，留取尿液标本前一晚需要清洁外阴、排空膀胱、避免剧烈活动。留取的尿液标本应放置于干燥、清洁、带盖的玻璃或塑料容器中（如矿泉水瓶），在送检前应保持新鲜，若需较长时间送达，可在尿液标本容器外放置冰块。

何为血尿呢？

血尿是指尿液中红细胞数目超过正常范围。根据血尿是否肉眼可见，分为镜下血尿、肉眼血尿：

（1）镜下血尿：肉眼观察时正常，仅在显微镜高倍视野下红细胞数目 ≥ 3 个，即"看不见的血尿"。

（2）肉眼血尿：肉眼可见尿液呈茶色，洗肉水样或血样（一般1升尿液中含有 1 毫升血就"肉眼可见"了，所以大部分的肉眼血尿并不存在"失血过多"的风险）。

总之，血尿的判定是要基于"红细胞数目"。

如果尿常规提示"尿潜血"，而红细胞计数在正常范围内，那就不能称之为血尿。"尿潜血"的检测是通过尿干化学试纸检测尿液中的血红素，通过颜色的改变来判定阳性及阳性程度。尿红细胞越多，尿潜血加号越多。尿潜血阳性还可能提示是血红蛋白尿、肌红蛋白尿；但尿潜血易受其他因素干扰，如熬夜、疲劳、发热、饮食、药物等。因此，若尿潜血阳性，但多次检查尿沉渣镜检红细胞都在正常范围内，一般不诊断为血尿。

项目	结果	生物参考区间	项目	结果	生物参考区间
红细胞(高倍视野)	2.63	0-3 个/HP	葡萄糖	阴性	阴性
白细胞(高倍视野)	0.65	0-5 个/HP	潜血	← ±	阴性
上皮细胞(高倍视野)	0.11	0-5 个/HP	酮体	阴性	阴性
管型(低倍视野)	0.32	0-1 个/LP	胆红素	阴性	阴性
细菌(高倍视野)	0.02	个/HP	尿胆原	阴性	阴性
红细胞信息	未提示		比重	1.029	1.005—1.030
电导率	17.90	5-38 mS/cm	亚硝酸盐	阴性	阴性
尿渗透压	615	600—1000 mOsm/kg	尿红细胞畸形率	未见明显畸形	%
白细胞酯酶	阴性	阴性			
蛋白质	阴性	阴性			
PH	5.5	5.0—6.0			

图 14　尿常规报告单

有种"假性血尿"，披着"肉眼血尿"的外衣，但是尿常规里连红细胞都没有，那就根本称不上"血尿"，这种情况多见于摄入某些蔬果（红心火龙果、甜菜、黑莓等）及含有人造色素的食物、药物（大黄、利福平、磺胺等）、血红蛋白 / 肌红蛋白尿、新生儿尿酸盐结晶等。

血尿并不完全等于肾炎

即使符合"血尿"诊断标准，也不意味着肾脏生病了。有一部分血尿并不是来自肾脏，而是来自输尿管、膀胱、尿道或其他部位。即使是来自肾脏的，大部分无症状镜下血尿也是由良性肾脏疾病所引起的，如薄基底膜肾病就是引起小儿良性血尿的一个常见肾脏疾病，有时甚至会出现肉眼血尿，但这并不影响孩子的生长发育，家长仅需根据医生的指导，定期到医院复查孩子的尿常规和尿微量蛋白等。但同时也要注意，不要因为是良性血尿，就不重视或不随访。对于家族里有肾脏疾病史，或出现浮肿、少尿、泡沫尿、尿红细胞明显增加、高血压等情况时，应及早就医。

（张致庆）

肾结石，可不是成人的专利

在许多人看来，肾结石可能是成年人的"专利"，其实不然。儿童肾脏也会"长石头"！在医学上，我们称之为"肾结石／肾钙质沉着症"。据报道，近年来儿童肾结石发病率由 7.9/10 万上升至 18.5/10 万。

肾结石／肾钙质沉着症是什么？

严格来说，肾结石、肾钙质沉着症并不是同一种疾病，就像双胞胎一样，相似但不相同。它们的形成机制也不完全相同，既可独立发生，又可同时存在。

要区分这两者，首先要知道肾脏的构成。

肾脏是由肾实质（肾皮质＋肾髓质）和集合系统（肾盏＋肾盂）构成

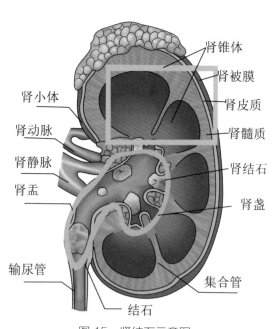

图 15　肾结石示意图

152

的，其中集合系统是尿液流出的"主干道"，也是结石"聚众滋事"的常见部位。

（1）肾结石：矿物质和（或）酸性盐在肾脏集合系统形成沉积物。

（2）肾钙质沉着症：钙盐在肾实质沉积，以磷酸钙和（或）草酸钙为主。

肾结石/肾钙质沉着症会有什么症状？

与成人典型的腰痛、血尿不同，儿童的症状并不那么明显。

（1）低龄儿起病隐匿，大龄儿童可表现为腹痛、腰背部疼痛、排尿困难。

（2）非特异性表现较多，如烦躁、拒奶、恶心、消瘦、生长发育迟滞，甚至无症状。

（3）其他表现，包括镜下血尿、反复泌尿道感染、急性肾功能不全等。

如孩子有以上表现，及时完善泌尿系超声检查，这是儿童肾结石/肾钙质沉着症的首选筛查方式。

肾结石/肾钙质沉着症是怎么造成的呢？

孩子个子矮，是缺钙，补！

孩子不爱喝水，爱喝饮料，买！

孩子爱吃零食，爱吃肉，宠！

……

以上行为可是大错特错。肾结石/肾钙质沉着症与以下因素有关：

（1）饮食（高蛋白、高盐、饮水少）、种族、环境及社会因素。

（2）解剖结构异常（如常染色体显性遗传性多囊肾、马蹄肾等）。

（3）泌尿道感染。

（4）药物（钙剂、维生素 D、呋塞米、磺胺、头孢曲松等）、毒物。

有家长说："这些我都知道，没少控制，但我的孩子怎么还是有结石呢？"肾结石／肾钙质沉着症的病因还有重要的一点，那就是遗传代谢因素，尤其在 5 岁以下的儿童中，遗传代谢因素及泌尿系感染被认为与肾结石发生关系密切。并且与成人相比，儿童肾结石／肾钙质沉着症进展至肾功能不全的风险更高。因此，必要时需完善基因检测，早诊断、早治疗。如有条件，还可以进行结石分析及尿质谱检查。

肾结石／肾钙质沉着症该怎么治疗？

1. 急症处理（止痛、解痉等）

2. 预防性治疗

（1）多饮水且 24 小时规律饮水；

（2）低盐饮食，避免高蛋白饮食，并保持正常的钙摄入量；

（3）避免肥胖，适当运动。

3. 药物治疗

（1）噻嗪类利尿剂；

（2）枸橼酸钾；

（3）特异性治疗——根据原发病。

4. 必要时可进行外科干预

（张致庆）

娃尿频，莫要慌

"我们家孩子最近这 1 周总是想尿尿，1 个小时内要上好几次厕所，每次又没几滴，会不会是肾不好？"在门诊经常有前来咨询孩子"尿频"的家长向医生提出这类问题。那么，何为尿频呢？尿频主要表现为排尿次数较平时明显增加，每次排尿量少，伴或不伴其他不适症状。其实，儿童尿频的病因以精神、心理因素最为常见；其次为外阴局部因素（如外阴炎、包茎、包皮过长等）；再次为泌尿道感染，少部分才是器质性疾病。

当孩子出现尿频症状的时候，家长不要慌张，先注意观察以下情况，并可就近进行尿常规检查：

（1）尿频发生的时间：仅白天或夜间，还是全天均有？

（2）解尿频率和每次尿量：1 小时内数次还是 1 天数次？每次只尿几滴还是每次尿量不少？

（3）是否伴随其他状况：如发热、尿痛、尿急、便秘、内裤污渍（未擦干净除外）、烦渴多饮等。

（4）是否有精神、心理因素：孩子在干自己喜欢的事（如看电视、玩游戏）时，是否会有尿频？

若尿频仅白天出现，转移注意力后尿频可减轻，在睡眠后尿频消失。并且尽管解尿频繁，但每次排尿量较少，无其他伴随症状，医生查体以及尿常规和泌尿系超声也无明显异常者，这往往为精神、心理因素所致，常常会在几天或者几个月内自行缓解（平均缓解时间3~5个月）。对于这部分孩子来说，精神、心理因素是大脑在膀胱未充盈情况下受到的"无形的压力"，从而刺激产生排尿愿望，导致尿频。

家长可尝试以下几个方法缓解这"无形压力"：

（1）不要过度关注和呵斥孩子的尿频表现，这反而会增加孩子的心理压力，造成恶性循环。

（2）找到孩子紧张、焦虑的原因，如学业压力大、家庭搬迁、亲人重病或去世、父母离异或弟妹出生等，进行心理辅导，避免打骂孩子，需营造温馨、稳定的家庭环境。

（3）避免可疑尿频诱因，如大量进食富含草酸盐的食物（巧克力等）或酸性果汁（橙汁、蓝莓汁等），部分孩子在改善过敏、便秘后，尿频会有好转。

（4）帮助孩子学会疏解情绪，增强其抗压能力，如增加户外运动、分散注意力，帮助患儿学会自我调节。

（5）若症状常年持续，或严重影响孩子和家长的日常生活，则需进一步完善相关检查，并进行干预，如延迟排尿训练、心理治疗等。

此外，若因泌尿道感染所致尿频者，需抗感染治疗；若包皮过长、包茎等所致尿频，必要时可行手术治疗；对于伴内裤污渍、睡眠后仍有尿频或其他异常者，需根据相应的病情进行进一步检查，如超声波、尿流率等。

因此，孩子有尿频，家长莫要慌，需注意观察，完善检查，积极改善生活习惯，并结合医生建议进行诊治。

（张致庆）

儿童尿路感染只做尿液检查就可以？错

对怀疑尿路感染的小朋友，我们通常需要完善尿常规和尿培养。尿常规检查提示白细胞升高，是尿路感染的重要诊断标准之一。有的小朋友家长可能会问："尿路感染做一下尿检不就得了，为什么要做别的检查呢？"其实不然，小朋友泌尿道感染，最重要的是要排除小朋友有无泌尿系统先天畸形导致了感染的发生。因此，确诊尿路感染后，除了随访尿检外，更重要的是完善影像学检查，排查有无泌尿系统畸形。

超声检查

超声检查需要用拳头大小的超声探头，在孩子的肚子上移动观察，通过不同角度的超声波探查成像，医生能检查发现肾脏大小形态的异常、肾积水、肾脏囊肿、泌尿道结石等。超声检查没有辐射，也不需要特殊的造影剂，只需要小朋友安静配合，适当憋尿，以便更好地观察。

同位素检查

同位素检查需要向体内引入显像物质，类似一种特殊的"颜料"，它能帮助更好地显像。这种特殊的"颜料"一般在 24~48 小时后即可排出体外，家长无须过分担忧其安全性。肾静态显像（99mTc–DMSA）是同位素检查的一种，它能反映肾脏的位置、形态及功能，也能获得每个肾脏的分肾功能。肾静态显像可鉴别上尿路感染（急性肾盂肾炎）和下尿路感染。同时，它可用于评价有无肾实质损害和局部肾疤痕形成，具有不可替代的诊断意义。

检查前需要建立静脉通路，即"打针"，然后注入造影剂，2~3 小时后再拍摄图像。拍摄图像的过程需要小朋友安静配合，对于婴儿来说可能需要使用镇静剂，不然照片拍模糊了，检查就不够准确。

排泄性膀胱尿路造影

对于确实存在急性肾盂肾炎的小朋友，医生会根据情况安排排泄性膀胱尿路造影（VCUG 或 MCU）的检查。这个检查是通过导尿管引入稀释后的显像剂，在膀胱充盈和排尿期对腹部拍片。通过 X 片图像，能观察到输尿管、膀胱、尿道的结构有无异常，是诊断后尿道瓣膜、膀胱输尿管反流等疾病的重要手段。

这个检查需要在医生和家长的配合下完成，做之前需要小朋友排空膀胱，由医生消毒后，插入导尿管，经导尿管打入稀释的显像剂后拔除导尿管，之后就需要家长配合医生，协助小朋友摆好姿势，拍摄膀胱充盈时和排尿时的腹部照片，便于观察尿道结构。

现在，还有超声尿路造影，它的优点在于无辐射，由 B 超代替 X 线来获得图像。但它也同样需要插入导尿管、打显像剂以及家长和孩子的配合。医生会根据病情进行选择。

因此——儿童尿路感染只做尿液检查就可以？错！

（缪千帆）

孕妈妈尿路感染怎么办?

小云怀孕 32 周了,一直小心翼翼的她最近经常感觉腰酸、腹胀、乏力。小云上网搜索后发现,很多孕妈妈到妊娠晚期都有这个症状,多与宝宝长大有关,所以并未在意。1 周以后,小云突然出现了发热、寒战,腰酸和腰痛症状加重,她赶紧到医院就诊。尿常规检查结果显示,小云的尿中有大量白细胞。医生让小云做了清洁中段尿培养,检查结果提示:大肠杆菌,菌落计数大于 10^5/毫升。医生结合小云的临床表现,诊断为急性肾盂肾炎。小云经过一段时间的抗生素治疗,体温降至正常,尿白细胞转阴性,腰酸、腰痛症状缓解。

为什么孕妈妈容易出现尿路感染?

尿路感染是孕妈妈最常见的疾病之一,最常见的病原菌为大肠杆菌,约占 80% 以上。这些细菌在怀孕前就已经存在于尿道口周围或尿道下 1/3 处。妊娠早期,由于人体孕酮水平增加,孕妇肾盂、肾盏、输尿管的张力减退;妊娠后期,扩大的子宫压迫输尿管(尤其是右侧输尿管),导致尿液排泄不畅甚至出现肾积水,加之孕妇尿液中营养成分的增加,均易引发尿路感染;分娩时膀胱受压、受伤，剖宫产后使用导尿管，都增加了尿路感染的机会。因此，妊娠全周期尿路感染的危险性均大大增加。有报道显示，孕妇的年龄越大，妊娠次数越多，尿路感染发生的风险越大。

无症状性菌尿同样对孕妈妈和胎儿有害

一般清洁中段尿的含菌量不应超过 10^5/毫升。如果连续两次清洁中段尿培养结果，尿含菌量大于或等于 10^5/毫升，且为同一菌种，又没有尿频、尿急或尿痛等尿路感染症状，可称为"真性菌尿"，又称为"无症状性菌尿"。

孕妈妈切勿忽视无症状性菌尿。孕妈妈若患有无症状性菌尿，一般不易被发觉，但是可能进展为如小云一样的急性肾盂肾炎，严重者甚至出现感染性休克、肾功能衰竭等，还可引起流产、早产、胎儿宫内发育迟缓、呼吸窘迫综合征、先天性畸形等，并增加胎儿死亡的危险性。

为此，孕妇在怀孕早、中、晚期和产前，均应重视尿液检查，一旦出现尿路感染症状应该行中段尿培养。

孕妈妈活动量相对减少，身体代谢减慢，对饮水的需求也减少。许多孕妈妈忽视了喝水，这容易导致尿路感染。

孕妈妈一旦发现尿路感染，无论有无症状，均应积极治疗。很多孕妈妈担心使用抗生素会影响胎儿，所以，在选择抗生素时，必须在医生指导下，选择不仅要有良好的杀菌或抑菌作用，而且更要对胎儿无不良反应的抗生素。在怀孕期间患过急性肾盂肾炎，单剂治疗失败的患者，或由少见病原体导致尿路感染的孕妈妈，分娩后应继续复查尿液检查，同时建议行超声波、CT 等影像学检查，了解有无尿路结构和功能的异常。

（钟一红）

孕妈妈不要忽视肾脏健康

慢性肾病一直被认为是妊娠失败和生育力下降的重要危险因素，不少孕妈妈也受到肾脏疾病的困扰。

肾病对孕妈妈的母体和胎儿的影响比肾脏健康人群大。特别是肾病中、晚期的妊娠女性，高血压的发生率和早产率都高。接受透析治疗的尿毒症女性，生育率较低，但仍有怀孕可能。在成功肾移植的女性中，成功生育的机会可增加。但是，肾移植女性妊娠并发症比普通女性更常见，应在怀孕前作医学咨询。

关注妊娠期间慢性肾病患者的身体状况是十分必要的，也需要及时发现妊娠期的慢性肾病，并对慢性肾病患者在妊娠期和分娩后进行随访。

尿常规是规范妊娠检查必不可少的检查项目，这也是诊断早期慢性肾病的宝贵机会，从而可以及早筛查肾脏疾病并制订治疗方案。

然而，妊娠相关的并发症又增加了肾脏疾病的风险。较为常见和严重的妊娠期肾脏病是先兆子痫，这是一种因胎盘缺陷而损害肾脏的综合征，表现为高血压和蛋白尿，是造成孕妇死亡的三大主要原因之一。先兆子痫败血性流产和产后出血是年轻女性急性肾损伤的主要原因，并可能增加孕产妇未来患慢性肾病的风险。由于欠缺相关医学知识的普及和及时的产前护理，对先兆子痫的孕妇缺乏适当的治疗，以及对于严重急性肾损伤的女性也缺乏有效治疗，经济落后的国家和地区女性患上孕妇并发症的比例特别高。

（薛宁）

健康肾脏的生活方式

不要再让你的器官"内卷"啦，给肾脏减减负吧

"内卷"是热门搜索词。职场内卷、教育内卷……殊不知，很多不良的生活习惯也会让你的器官，特别是肾脏，内卷起来，增加肾脏负担，而我们却并未察觉。有些不经意的生活习惯和自认为的护肾良方也会给肾脏带来压力，保护肾脏须从生活的点滴做起，注意细节，切实为肾脏"减负"。

饮水要适量

肾脏最重要的两大作用：调节人体水分和排泄代谢产物。饮水量过少或是经常憋尿，常会导致尿液浓缩，引起泌尿道感染和泌尿道结石。那么，每天应该喝多少水呢？由于居住环境、生活环境、工作环境和个体情况不同，每个人每天的饮水量也不相同。对于健康的成年人，每日喝白开水 1500 毫升，可以有效排出体内代谢废物，保持机体内环境稳定。不建议使用饮料、果汁等代替白开水，因为这些饮品中含有糖分、电解质或咖啡因，过多摄入可能会暗暗地损伤你的肾脏。

烟酒需远离

戒烟忌酒是健康生活方式的起点。

吸烟可以直接损伤肾脏或通过引起血压升高导致肾脏损害。尤其是合并高血压和糖尿病等慢性疾病患者，如果有吸烟嗜好，更容易出现肾脏损害。

饮酒对肾脏的影响主要是酒精干扰了尿酸的代谢，导致肾功能损害，严重者甚至可能发展为尿毒症。

饮食结构应合理

高蛋白饮食和高盐饮食会增加肾脏负担。一般推荐健康成年人的每日蛋白质摄入量是 0.8~1.2 克 / 千克体重 / 天，也就是说，一个体重 60 千克的成年人，每日摄入蛋白质 60 克左右就能满足一般需要，当然需要增加肌肉量的特殊人群除外。日常摄入的盐 90% 以上是从肾脏排出，由于受中国传统饮食习惯影响，各地区盐摄入普遍偏高。世界卫生组织建议健康人每日盐的摄入应控制在 6 克以内。其他如葡萄糖、脂肪、嘌呤摄入等，不同人群均应根据个体情况在营养师的指导下进行调整。

健康、合理的饮食、饮水和生活习惯都可以为肾脏减负。其实，生活中的小细节对肾脏健康也尤其重要。

减少感染机会

上呼吸道感染、胃肠道感染、泌尿道感染和皮肤感染等都是肾脏病发病和进展的诱因之一。各种细菌、病毒、寄生虫等病原体均会对肾脏造成损害。日常生活中需注意养成良好的卫生习惯，注意房间多通风，少去人口密集区，公共场合戴口罩，勤洗手，不吃不洁食物，防寒保暖等。一旦出现感染，要在医生指导下及时治疗，勿轻信秘方、偏方。

切忌滥用药物

生病看医生，大家都知道。这里要强调的是，生病应及时去正规的医疗单位诊治，而不是听说某人有类似的症状吃某某药有效就"全盘照搬"。殊不知，无论中药还是西药，都有部分药物可伤肾。如中药有关木通、木防己等含马兜铃酸的植物药；斑蝥、蜈蚣、蜂毒等动物药；砒霜、朱砂等矿物药及复方制剂。西药有氨基糖苷类抗生素、感冒药、退热药、止痛药、部分造影剂、化疗药等，均对肾脏有一定损伤。

不要因为不健康的生活习惯让你的器官受损啦，给你的肾脏减减负，给予肾脏更多的呵护吧。

（刘中华　邹建洲）

工作压力大的不仅是你，还有你的肾脏

近期"996"或"770"网络词条热度很高，长期的工作压力使我们的身体超负荷工作，不知不觉中将人体生理平衡打破。当你感到身心疲惫时，肾脏问题可能也会随之而来。维护健康，我们要为身体负荷减压，而养护肾脏，也要为肾脏"减负"。

管住嘴

肾脏是人体的"清道夫"，人体代谢的废物多通过肾脏排出体外。吃得太咸、太甜、太油腻，不仅会导致肾脏长期高负荷工作，还易引发肥胖、糖尿病、高血脂、高尿酸血症等全身代谢性疾病。这些慢性疾病也是导致肾脏病的病因，加重肾脏负担。为了延缓肾脏的衰老，平时在饮食上应注意"三多三少"，即多纤维、多蔬菜、多喝水，少盐、少油、少糖。

控血压

肾脏的血流量相当大，一个正常人每4~5分钟流过双侧肾脏的血量，相当于人体全部的血量。同时，肾脏是全身血压最高的部位。人体的血压长期升高，也就意味着肾脏要承受更大的压力。故高血压导致的肾脏病在肾病患者中非常多见。维护肾脏健康，需积极监测和控制高血压。

勿滥用药

肾脏是人体内"垃圾"的排出通道，人体代谢产物多通过肾脏自尿液排出，当然也包括药物在体内的代谢产物。近年来因滥用药物而导致肾损害的现象屡见不鲜，遵医嘱服药是避免药物导致肾损伤的关键。

不熬夜

长期熬夜容易导致人体多种激素分泌节律异常，更会导致血压波动，加速肾脏的衰老，引发肾脏疾病。

目前在我国慢性肾病的患病率为 10.8%，每 9~10 位成年人中就有 1 位慢性肾脏病患者。因此，每年进行一次尿液和肾功能等检查非常有必要，不能忽视腰酸、水肿、尿液性质改变、夜尿增多等肾脏病表现，应做到早发现、早治疗。

（丁小强）

慢性肾炎患者能不能吃豆制品?

慢性肾小球肾炎（又称慢性肾炎）患者需要控制蛋白质的摄入量，其中优质蛋白的比率应超过 50%，而不宜摄入过多的植物蛋白。

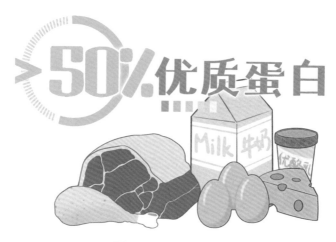

图 16　优质蛋白食物

大多数医生和患者因此认为豆制品也不能吃。那么，慢性肾炎患者到底能不能摄入豆制品呢?

大豆蛋白是不是优质蛋白?

关于这个问题，首先我们的答案是 YES！

大豆蛋白虽然属于植物蛋白，但是它的营养价值却远远高于其他植物蛋白。

大豆中蛋白质含量高达 40% 左右，氨基酸的组成也较为全面，含有人体所必需的八种氨基酸，属高质量蛋白。其含量和质量远远高于小米、大米、面粉等植物蛋白，也比一般的猪肉、牛肉蛋白高。

对于儿童，组氨酸也是必需氨基酸，其在大豆中的含量也很高。

大豆中还含有丰富的多肽，其氨基酸组成几乎与大豆蛋白完全一致，可由肠道直接吸收，而且吸收速度比氨基酸快。

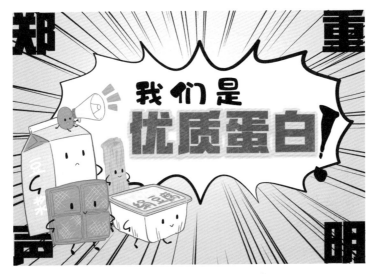

图 17　大豆蛋白属于优质蛋白

豆制品能降血脂吗？

虽然大豆脂肪含量高达 18%~22%，但其中不饱和脂肪酸占 85% 左右，包括亚油酸、亚麻酸、花生四烯酸三种人体必需脂肪酸，不含胆固醇。所以豆制品基本都是低脂食品，对于肾病综合征的患者来说没有后顾之忧。增加豆制品摄入量，减少富含油脂的蛋白摄入量，也能帮助控制血脂。

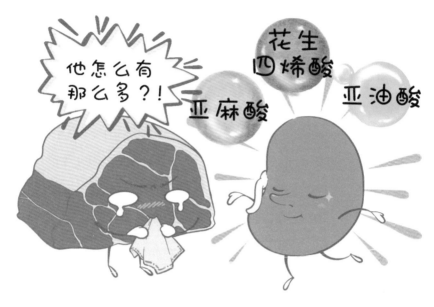

图 18 大豆含必需脂肪酸

豆制品能保护心血管吗?

大豆中含有 12%~32% 磷脂,主要有卵磷脂、肌醇磷脂、脑磷脂和磷脂酰丝氨酸。大豆中含有蛋白酶抑制物、皂苷、植物血球凝集素、植酸、异黄酮等营养因子,对预防肿瘤和心血管疾病等有重要作用。而慢性肾病患者也是心血管疾病的高危人群,适当进食豆制品在保护心血管方面也有裨益。

2007 年,美国农业部修改了居民膳食指南,将豆类和豆制品与肉类归为一类,表明对大豆营养价值的重视。《中国居民膳食指南(2016)》中指出,我国城乡居民平均每人每日豆类及豆制品摄入量仅为 10.9 克,推荐经常进食豆类、豆制品。

目前并无充分的证据说明慢性肾炎患者摄入大豆蛋白的危害性,相反,大豆蛋白是高生物价的优质蛋白,大豆蛋白及大豆异黄酮有降血脂、抗氧化、抗癌等作用,这些作用对延缓肾脏病的进展、减少肾脏病的并发症无疑是有帮助的。

正确的做法并不是不吃豆制品，而是合理分配豆制品及其他优质蛋白的摄入量，从而使每天摄入的蛋白质总量不超标，即可实现有利于保护肾功能的优质低蛋白饮食。

（刘中华）

（原创插图：徐灵菡）

"健康肾脏吃出来"，将口号落于实践

"医生，我能吃点什么补补肾吗？"相信这个问题肾科医生都不陌生。民以食为天，肾病患者更关心自己的饮食。对于肾脏病患者来说，不是"补肾"而是应该重视合理饮食。饮食可以直接影响肾脏疾病的发展。

最为基本的肾病患者的饮食要求为"低盐和优质低蛋白"。那么，应该如何将"健康肾脏吃出来"这句口号付诸实践呢？

1. 低盐饮食

这是肾病患者饮食治疗的基石。低盐饮食严格讲就是限制含钠高的食物摄入。

（1）调味品类，包括常用的食盐、味精、酱油等，可以使用控盐勺将每日摄入盐的量控制在 2~3 克（一个啤酒瓶盖，去掉胶垫，可装 6 克盐）或 4~5 克味精或 10~15 毫升酱油（单用），若同时食用则应酌量减少。市售的低钠盐主要成分是氯化钾，在慢性肾功能不全、血肌酐升高的患者中易导致高钾血症，严重者可能危及生命，故在食用这类盐增加咸味前应咨询医师。

（2）腌制食物类，最为常见的是咸菜、腊肉、腊鱼、香肠等，此类食物低盐饮食者应禁用，至少是尽量少食用。推荐摄入天然新鲜的食物调味，如柠檬、蒜等，这类食物含钠量一般偏低，同时丰富口感，还能达到少用盐、味精和酱油的目的。可见低盐饮食是不难做到的。

2. 优质低蛋白饮食

食物蛋白质分为两类：（1）优质蛋白，能提供人体必需氨基酸，比如牛奶、猪肉、牛肉、羊肉、家禽、鱼等动物蛋白；（2）非优质蛋白，含必需氨基酸少，比如米、面、水果、豆类、蔬菜中的植物蛋白，过多摄入后会加重氮质血症。

慢性肾炎患者则应采用优质低蛋白饮食，即蛋白质摄入量控制在 0.6~0.8 克 / 千克体重 / 天。需要注意的是，肾病综合征、大量蛋白尿、低蛋白血症的肾病患者，由于尿中丢失蛋白较多，应采用优质高蛋白饮食，即摄入 1.0~1.2 克 / 千克体重 / 天的蛋白。

不同食物中蛋白质的含量不尽相同，可以查询食物成分表或与主管医师、营养师交流、沟通，结合你的生活习惯，制订合理、健康的肾病食谱。

（沈子妍　丁小强）

得了肾炎，应该多吃增强免疫力的补品吗？

慢性肾炎的患者及其家属在门诊咨询时经常会问医生："应该吃点儿什么补一补？""啊？这个慢性肾炎和免疫相关？医生，可以给我推荐一下增强免疫力的补品吗？"

医生的回答往往是：大可不必。这种回答源于医生对免疫导致肾损害的了解。

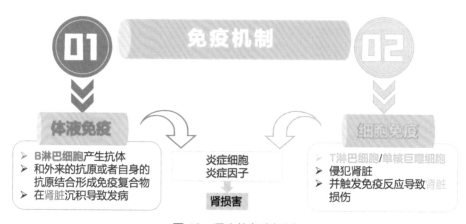

图 19　肾炎的免疫机制

人体的免疫机制包括体液免疫和细胞免疫：

（1）体液免疫：主要由具有抗炎作用的 B 淋巴细胞介导的免疫反应。B 淋巴细胞产生的抗体可能与外来"入侵"的抗原或者自身的抗原结合形成免疫复合物，沉积在肾脏中，导致肾损害。

（2）细胞免疫：是由具有抗炎作用的 T 淋巴细胞或单核巨噬细胞介导的免疫反应，致肾脏损伤。

炎症反应同样参与了这些具有抗炎作用的细胞介导的免疫反应。正常情况下，当外来的细菌、病毒等病原体侵袭人体时，人体在抗炎过程中产生大量的炎症细胞和炎症因子，抵御外来入侵。但是，在免疫环境异常的情况下，这些炎症细胞和炎症因子无法"识别敌我"，抵御外敌的同时还可能攻击并损伤肾脏，这就可能导致肾炎。

肾炎进展的因素很多，除了免疫因素外，血压、血脂、血糖、血尿酸等水平升高和使用肾毒性药物等，均可加快肾脏病进展。故在治疗肾炎时，各位肾友还要关注和定期检测血压、血脂等指标，谨慎使用药物，保持健康的生活方式和良好的心态。

（朱加明）

慢性肾脏病的优质低蛋白饮食

慢性肾脏病是指肾脏出现损伤，如肾脏结构或功能异常 3 个月以上，这时化验血、尿成分或做影像学检查会出现异常，或者衡量肾脏功能的指标肾小球滤过率下降到一定程度（小于 60 毫升 / 分钟），都可以称为"慢性肾脏病"。

在肾功能正常时，食物中的蛋白质经过消化、吸收、分解，会产生含氮的废物如尿素氮等，从肾脏排出体外。但是在肾功能衰退时，肾脏排泄这些代谢废物的能力大大减弱，于是这些代谢废物会蓄积在血中，成为慢性肾脏病毒素。低蛋白饮食可以减少蛋白质分解代谢物的生成和蓄积，从而减轻残余肾单位的高负荷工作，延缓肾功能不全的进展。

优质低蛋白饮食，是在限制蛋白质总量的前提下（每天 0.6~0.8 克 / 千克体重），必须有 50% 以上来自优质蛋白质，如：奶类、蛋、鱼、禽、肉等。其余蛋白质由五谷类、蔬菜、水果等来提供。低蛋白饮食不是无限制的低，控制蛋白质摄入的同时，必须配合有足够的热量（每天 30~35 千卡 / 千克体重）摄取。若热量摄取不足，反而会引起蛋白质的分解，增加含氮废物的产生。

慢性肾脏病患者们该如何选择食物呢？在限制蛋白质摄入范围

内选用牛奶、鸡蛋及水产、肉类等含高质量蛋白质的食品作为蛋白质的主要来源。可选择以下蛋白质含量极低的食物提供热量：①淀粉类，如：澄粉、玉米粉、藕粉、凉粉、凉皮、太白粉和小麦淀粉等；②精制糖，如：砂糖、果糖、冰糖、蜂蜜和糖果等；③油脂类，如：橄榄油、山茶油和花生油等植物油。而下列食物所含的植物性蛋白质因其生理价值较低，在限制蛋白质的情况下需限量食用：①淀粉类，如：普通大米和面粉；②干豆类，如：红豆、绿豆、豌豆仁、黑豆和花豆等；③面筋制品，如：面筋、面肠和烤麸；④坚果类，如：花生、瓜子、核桃、腰果和杏仁等。可用于替代主食的食品还包括：土豆、白薯、藕、荸荠、山药、芋头、南瓜、粉条、菱角粉和团粉等。食量较小时，在饮食烹饪中可增加糖类和植物油，以达到短期内补充足够摄入的热量。

传统观念认为慢性肾脏病患者不宜摄入大豆和豆制品，其实大豆蛋白是植物中唯一类似于动物蛋白的优质蛋白，慢性肾脏病患者可以服用。只是对于合并有高尿酸血症、高磷血症和高钾血症的患者，需要控制摄入的量，可以在每天控制蛋白质摄入量的情况下用大豆、豆腐和豆浆来替换一部分动物性蛋白，更有利于缓解病情和改善预后。

（吴佳君　徐旭东）

是谁，能让要命的高钾绕开走？

"高钾"是高钾血症的简称。严重的高钾血症极其危险，甚至会危及生命。

钾离子，它是细胞内最主要的阳离子，作为动作电位产生的基础，是维持正常神经及肌肉功能所必需的。血钾一旦过高就可导致肌无力以及可能致死的心律失常。血钾检测在医院属于常规检测项目，静脉抽血化验，半小时左右即出结果。血钾正常范围在 3.5~5.5 毫摩尔／升之间，大于 5.5 毫摩尔／升就被称为"高钾血症"。一般情况下，我们通过吃含有钾的食物来补充体内的钾和通过尿液把多余的钾排出体外。当我们的肾脏出了问题，随之而来的是排钾能力的下降。几乎所有的食物都含有一些钾，所以对于肾功能不全的患者来说，只要你还在进食，体内就很容易出现钾蓄积的情况。高钾血症通常不会引起明显的症状，即使是在非常高的水平，超过 6 毫摩尔／升，也仅仅心电图有变化，患者有非特异性的感觉不适症状，但是这个水平是会进展为严重并发症的，包括心律失常、严重的肌肉无力、瘫痪，甚至猝死。正因如此，对于高钾血症患者必须进行紧急插管血透治疗，患者、医护都很痛苦。

还好我们可以通过低钾的饮食，帮助治疗高钾血症和降低患高钾血症的风险。对于患有中度至重度慢性肾病的患者，建议每天摄入的钾应少于 3000 毫克，餐桌上的食物每份钾含量超过 200 毫克时，应避免食用或极少量食用。在计算食物中钾的含量时，是以每 100 克食物的含钾量作为标准，区分含钾量高低的，所以一大份低钾的食物可能比一小份高钾的食物含有更多的钾。因此除了食材外还需要管好量。大致来说，含钾浓度高的食物包括哈密瓜、西瓜、葡萄柚、牛油果、西红柿、土豆、牛奶、酸奶、小扁豆以及大多数坚果（花生除外）、所有的干果和果汁。我们常见的肉类，平均钾含量在 200 毫克 ~300 毫克之间，依次排序是猪肉＜牛肉＜羊肉＜鱼肉，不同部位含钾量稍有差别。根据中国人的饮食习惯，本文列出了部分高钾和低钾食物，以方便大家参考使用。

表 5　低钾食物

低钾食物	
谷类	用白面粉（如意大利面、面包）、白米饭制作的食物
饮料	非乳制品奶油、茶、咖啡
甜品	天使蛋糕或黄蛋糕、没有巧克力或高钾水果的馅饼、没有坚果或巧克力的饼干
水果	苹果、苹果汁、苹果酱、杏子（罐装）、黑莓、蓝莓、樱桃、蔓越莓、葡萄、葡萄汁、柑橘、桃子、梨、菠萝、菠萝汁、李子、覆盆子、草莓、橘子、柠檬
蔬菜	青豆或蜡豆、卷心菜（熟）、胡萝卜（熟）、花椰菜、芹菜、玉米（新鲜）、黄瓜、茄子、莴苣、蘑菇（新鲜）、秋葵、洋葱、欧芹、青豆、青椒、萝卜、大黄、荸荠（罐装，沥干）、豆瓣菜、菠菜（生的）、南瓜（黄色）、西葫芦、葱、萝卜（绿色）
蛋白质	鸡肉、火鸡、金枪鱼、鸡蛋、虾、无盐花生酱
坚果、种子和豆类	澳洲坚果、山核桃、腰果、核桃、杏仁、花生、芝麻、葵花籽或南瓜子、辣椒籽、亚麻籽

表6　高钾食物

高钾食物	
谷类	全麦面包、麦麸、麦片
饮料	运动饮料（佳得乐等）、速溶早餐混合物、豆奶、咖啡/茶（限制在400毫升）
甜品	无花果饼干、巧克力（1.5至2盎司）、糖蜜（1汤匙）
水果	杏子、鳄梨（14个）、香蕉（12个）、椰子、甜瓜（哈密瓜和蜜露）、猕猴桃、芒果、油桃、橙子、橙汁、木瓜、梨（新鲜）、石榴（石榴汁）、杏干（5个半）、枣（5个）、无花果干、梅干、葡萄干、梅干汁
蔬菜	竹笋、山药、烤豆或炸豆、甜菜、西兰花（煮熟的）、布鲁塞尔豆芽、卷心菜（生）、胡萝卜（生）、甜菜、绿色蔬菜（羽衣甘蓝除外）、橄榄、蘑菇（罐装）
蛋白质	蛤蜊、沙丁鱼、扇贝、龙虾、白鱼、鲑鱼（和大多数其他鱼）、碎牛肉、牛排（和大多数其他牛肉产品）、黑豆、海军蓝豆
坚果、种子和豆类	豆腐、大部分豆类、花生酱、大部分坚果和大部分种子（包括葵花籽）

　　希望肾友们通过本文，减少高钾血症风险，在购买食材时做到心中有钾，享受美食时做到心中有数。

（张蕾）

腹膜透析患者的营养攻略
——我有营养不良吗?

作为尿毒症的常用肾脏替代治疗方式,腹膜透析(以下简称"腹透")具有对血流动力学影响较小、可居家治疗等优势,受到越来越多的尿毒症患者的青睐。近年来,我国接受腹透治疗的患者人数持续增加,目前已超过 10 万人。

然而,与血液透析(以下简称"血透")相比,腹透更容易引起营养不良的问题。有研究显示,腹透患者营养不良的发生率高达 52.9%~70%。导致腹透患者营养不良的原因较多,包括食欲缺乏、酸中毒、感染、残余肾功能低下或丧失、内分泌紊乱、透析不充分、存在焦虑抑郁情况等。

营养不良可引起患者无力、消瘦、水肿、消化不良、代谢紊乱,还可导致贫血、感染等多种并发症,患者与医护人员必须重视,积极认真应对。

腹透患者如何判断自己是否有营养不良呢?最简便的方法是计算自己的身体质量指数(BMI),计算公式为:BMI= 体重(千克)÷ 身高的平方(平方米)。当 BMI 低于 18.5 千克 / 平方米时,往往意味着体重不足,存在营养不良的问题。

主观综合营养评估法（SGA）也是目前常用的评价透析患者营养状况的简易方法，具有无创、评价迅速等特点。腹透患者可参照下表的评价条目对自身的营养状况进行初步评价。

表7 主观综合营养评估

参数	A级 （营养良好）	B级 （轻中度营养不良）	C级 （严重营养不良）
近期体重改变	无 / 升高	减少 5% 以下	减少 5% 以上
饮食改变	无	减少	不进食 / 低能量流食
胃肠道	无 / 食欲减退	轻微恶心、呕吐	严重恶心、呕吐
活动能力改变	无 / 减退	能下床走动	卧床
应激反应	无 / 低度	中度	高度
肌肉消耗	无	轻度	重度
三头肌皮褶厚度	正常（>8.0 毫米）	轻度减少（6.5~8.0 毫米）	重度减少（<6.5 毫米）
踝部水肿	无	轻度	重度

此外，血液检测中的某些生化指标，如"血清前白蛋白""血清白蛋白""血红蛋白""转铁蛋白"等数值也常用来评价患者的营养状况。其中，受到半衰期长短的影响，血清前白蛋白能比血清白蛋白更为敏感，可以及时地反映患者营养状况的好坏。如果数值低于正常范围，则表明存在营养不良的可能。当然，上述化验指标还会受到其他因素的影响，不能单纯根据数值的高低来判断营养的好坏，仍需要由透析中心的医护人员进行专业的判断。

（林舒兰 项波）

腹膜透析患者的营养攻略
——正确补充蛋白质

作为人体内的三大营养物质之一，蛋白质可以说是"优秀的复合型人才"。作为勤劳的工人，蛋白质任劳任怨地参与了身体内各项大型基建——构成和修复肌肉、帮助肌肤新陈代谢；作为机敏的侦察兵，蛋白质可以化身免疫抗体，时刻准备抵御外敌侵扰，维护机体健康；作为智慧的引领者，蛋白质组成了酶和激素，随时调节消化等生理活动。有研究表明，优质蛋白摄入比例过低是导致腹透患者低蛋白血症的独立危险因素；此外，膳食蛋白质摄入量每日每千克体重＜1.0 克的患者，发生营养不良的可能性是膳食蛋白质摄入量正常患者的 12.73 倍。因此，如果个体的蛋白质摄入不足，很可能导致体重减轻，机体免疫力受损，进而导致感染风险增加等后果。

对于腹透患者而言，不论你每日蛋白质摄入量有多少，腹透操作时腹透液、引流液中均会有一定量的蛋白质随腹透液漏出体外，单日蛋白质的漏出量可达到或超过 4.18 克。当患者发生腹膜炎时，由于腹膜的通透性增加，则会进一步增加患者蛋白质的漏出。由此可见，腹透患者必须在饮食中摄入一定量的蛋白质作为补充，保证充足的蛋白质摄入量对于维持腹透患者的健康至关重要。

1. 摄入的蛋白质存在"过犹不及"的道理

一方面，蛋白摄入越多，意味着机体会同步摄入更多的磷，从而导致血磷升高，不利于血磷的控制；另一方面，一旦摄入过多的蛋白质，多余的氨基酸会经过肝脏降解为肌酐、尿素等含氮物质，这些都需要经过肾脏排泄，增加了肾脏负担，导致残余肾功能快速丢失。因此，腹透患者每日从饮食中适量摄入蛋白质即可。

2. 推荐的蛋白质摄入量因人而异

由中国人民解放军总医院陈香美院士牵头组建的肾内科专家组编写了《中国慢性肾脏病营养治疗临床实践指南（2021版）》（以下简称《指南》），对腹透患者蛋白质的摄入量进行了专门的解答。根据《指南》，腹透患者蛋白质的推荐摄入量需根据患者的残余肾功能而定，无残余肾功能（即无尿）的患者每日每千克体重的蛋白质摄入量为1.0~1.2克；而有残余肾功能（有尿）的患者每日每千克体重的蛋白质摄入量为0.8~1.0克。

另外，对于正在经历腹膜炎的腹透患者，由于随腹透丢失的蛋白质会进一步增加，因此每日每千克体重的蛋白质摄入量应大于1.5克。

3. 不论植物性蛋白还是动物性蛋白，高生物价的都是好蛋白

上述《指南》明确指出，腹透患者每日摄入的蛋白质中，"50%以上应为高生物价蛋白"。那么，什么是高生物价蛋白质？生物价是一项反映食物蛋白质经消化吸收后，被机体利用程度的指标。生物价的数值越大，表明该种蛋白质被机体利用程度越高，最大值为100。通常高生物价蛋白指动物蛋白，如鸡蛋、牛奶、瘦肉、鱼等。

4. 熟知食物中的蛋白质含量

下面的表格为大家列出了一些常见食物的蛋白质含量，可以作为日常饮食的参考。

表 8　常见食物所含蛋白质含量表

日常食物	所含蛋白质
50 克瘦肉	10 克蛋白质
100 克去掉刺的鱼或虾	18 克蛋白质
1 个中等大鸡蛋	6 克蛋白质
1 盒牛奶（250 克）	8 克蛋白质
2 碗米饭	14 克蛋白质
少量面食或杂粮	50 克干重，5 克蛋白质
500 克蔬菜和 250 克水果	5 克蛋白质
1 小把坚果（约 25 克）	2~6.25 克蛋白质
少量豆制品	卤水豆腐按蛋白质含量约 10% 计算，石膏豆腐 6%，豆浆 2%

（摘自《中国居民膳食指南（2016）》）

5. 腹膜透析患者多久应该进行一次营养评估

说一千道一万，咱们普通老百姓毕竟不是医生和护士，掌握的专业知识确实有限。因此，腹透患者及时来院进行营养评估对预防和应对营养不良极为重要。

根据《中国围透析期慢性肾脏病管理规范》建议，自患者的肾小球滤过率小于 15 毫升 / 分钟 /1.73 平方米起，到开始腹透的头 3 个月这一时间段（即围透析期），患者应每 2 个月前往医院接受一次营养状态评估。

国际腹膜透析协会则建议，在腹透开始后的 6~8 周，患者即应进行营养状况的评估，此后定期监测，至少每 4~6 个月进行一次营养评估。

（林舒兰　项波）

慢性肾脏病患者可以运动吗?

运动有益于健康，但是肾病患者往往被人建议"多休息"。很多慢性肾脏病（CKD）患者会咨询医生："慢性肾脏病患者可以运动吗？"除非 CKD 患者身体状况极差，并伴有多脏器功能衰竭而有明显的运动禁忌，否则 CKD 患者都应该提倡适度运动。但是需注意三点：一是肾脏病病情平稳；二是经医生评估；三是适量运动。

《2022 年临床实践指南：CKD 患者运动和生活方式》为 CKD 患者提供了依据。

对于非透析的 CKD 患者，首先需要自我健康管理，包括戒烟、戒酒或少饮酒、低盐、优质低蛋白饮食、适量运动和控制体重等，可以延缓肾脏病进展，减少肾脏病相关心血管事件的风险。肾脏病患者可以进行力所能及的运动，短时间、累积的运动量也可能对健康有益，这里特别指出包括"站立"。短时间站立可有益于健康。因此，对于非透析的 CKD 患者建议每周至少进行两次体育锻炼，每周累积运动的时间约 150 分钟，以有氧运动为主，如快步走、游泳、骑车、打太极拳、练瑜伽等，以不感觉劳累为度，不做剧烈运动。每天行走 4500 步可提升生活质量，避免长时间久坐。

事实上，适度、适量的体育运动不仅能协助控制血压、血脂、血糖、体重，防止血栓形成，改善 CKD 患者的身体机能，还能改善患者抑郁和焦虑等心理问题，促进患者适应社会生活。

那么，各位朋友，为了你的健康，试试放下手机，走几步吧！

（朱加明）

慢性肾脏病患者的运动指导

慢性肾脏病（CKD）患者随着疾病进展，身体机能明显下降，许多患者处于长期不活动或活动量过少的状态，导致心肺功能进一步下降、肌肉萎缩、生理和心理功能障碍等问题日渐突出，严重影响患者的生活质量。研究显示，肾病病友适当进行运动训练，可以提高神经系统的调节能力，增加心肺耐力，改善肌力和肌肉容积；且适度运动能有助于蛋白质的吸收和利用，改善肾病患者状况，有效控制体重；同时运动还可改善情绪、减少失眠。肾病病友进行运动训练，可降低心血管疾病风险，延缓肾功能减退进展，提高生活质量。

根据肾病患者的基本情况，我们可以按照以下几方面的要求制定个体化的运动方案：（1）运动频率：所有肾病病友在日常基础活动的基础上，每周至少进行三次运动训练。（2）运动强度：建议初始时进行低至中等强度的运动，根据个人耐受情况可逐渐增加运动强度。（3）运动时间：建议根据个人情况分段进行，每次运动时间为 30~60 分钟，目标是每周累积运动时间 150 分钟。（4）运动类型：可进行有氧运动和其他类型运动相结合的训练方式。①有氧运动，步行、骑车、广场舞都是不错的选择；②抗阻力运动，包括拉伸拉力器、抬举哑铃等简便易行的运动方式，可以恢复及发展肌肉力量；③灵活性训练，包括太极拳、瑜伽、八段锦等，通过柔和的肌肉拉伸和慢动作练习，增加肌肉的柔韧性及关节活动范围，帮助防止肌肉在其他运动中拉伤或撕裂。该类运动主要增强颈椎关节、上肢和下肢关节、骶髂关节的活动性，便于步行、弯腰、下蹲等日常生活活动的完成，一般多与有氧运动训练相结合，在运动训练的准备和结束阶段进行。

临床状况稳定的血液透析患者，除了进行非透析日（透析间期）的运动训练，还可以进行透析期间（透析中）的运动。研究表明，透析中运动可以改善心血管健康和身体功能，提高透析效率。有条件的血液净化中心可以开展透析中静态功率自行车踏车运动，32次/周，每次30分钟。

肾脏病患者要以控制体重和增强体质为目标进行规律运动，不能以增肌为目标去健身运动。避免高强度运动对肾脏造成过多压力。运动过程中需要呼吸频率和深度有所增加，可以进行对话交流，达到轻微出汗但又不疲劳为宜。肾友们可以根据 Borg 主观疲劳感觉评分表（Borg Rate of Perceived Exertion，RPE）来进行评估，11~12 分比较适合，可根据个体情况逐步提高至 13~14 分。

疾病状态不稳定的肾病患者应避免进行运动，如血压异常，严重高血压（血压超过 160/100 毫米汞柱）或低血压（血压低于 90/60 毫米汞柱）；患有心肺疾病；急性临床疾病状态（炎症性疾病、感染）；具有深静脉血栓症状（小腿不正常水肿、发红和疼痛时应及时就医）；水肿、骨关节病不能配合运动时。腹透患者建议在干腹时进行运动，避免选择游泳。有静脉导管的血透患者不宜游泳。

伴随着我国人民生活水平的不断提高，众多肾病患者对自己的生活质量提出了更高的要求，越来越多的肾脏病患者以及康复工作者认识到运动康复治疗的重要性。期待未来能够将运动康复管理纳入到肾友的综合管理中，让患者不仅寿命延长，更重要的是获得更好的生活质量，享受精彩美好的生活。

表 9　主观疲劳感觉评分表（RPE）

级别	运动当中的主观感受	
6	一点不费劲	坐着
7	极轻松	站着 / 慢走
8		
9	很轻松	散步
10		
11	轻松	逛街 / 对话 / 唱歌
12		
13	有些吃力	对话
14		
15	吃力	气喘 / 无法完整对话
16		
17	很吃力	无法说话
18		
19	极吃力	接近极限
20	竭尽全力	无法坚持

此量表是对运动用力程度的主观评估方法。RPE 以"6分，一点也不累"到"20分，已经尽最大努力"的等级来表示当前的主观疲劳感。一般情况下表中的数值乘以 10 即为当前运动强度的心率值。

（金玫萍　徐旭东）

尿毒症血液透析患者更需提高生活质量

尿毒症等待透析或已经开始透析的患者较健康人群更应关注自身健康，提高生活质量。

尿毒症未透析患者选择合适的透析时机

尿毒症未透析患者应 2~4 周到医院复诊，评估进行透析的时机，因为何时开始透析会在很大程度上影响患者的生活质量。过早或过晚透析，对患者的生活质量都有不利影响。特别是那些秉持"坚持"到非做不可才开始透析的尿毒症患者，不但会引发严重并发症，而且常常又无血管通路等前期准备，生活质量之差可想而知。合理的透析时机，不仅取决于肾功能本身，也和贫血、电解质水平、尿量、心脏功能以及尿毒症症状有关，因此对慢性肾病进行规律的评估非常重要。

一般来说，慢性肾脏病患者至少应在血肌酐 200 微摩尔/升左右时在肾内科专科接受一次全面评估，估计肾功能下降的速度，同时评价心脏功能和血管条件，为建立血管通路做准备。全面评估之后应坚持定期门诊随访，根据疾病发展和医生的意见选择合适的透析时机。

透析患者遵医嘱，应用合理透析处方和透析新技术

充分的透析是尿毒症治疗的核心和基础。目前常用的透析处方即每周 2~3 次的血液透析可基本满足大多数患者的需要。

但血液透析仅能清除小分子毒素和多余水份，对中、大分子毒素的清除能力不足。近年来，有条件的透析中心逐步推广血液透析滤过为代表的新透析技术，取得了不错的效果。

从我院透析中心采用血液透析滤过技术 10 余年的实践证明，血液透析滤过在毒素清除、防治透析相关低血压等方面效果显著，在控制尿毒症相关瘙痒、治疗顽固性高血压等方面也有很好的作用。

开始透析的尿毒症患者，并发症是难以避免的。因此，已经开始透析的尿毒症患者也要积极控制并发症，定期复查。

积极控制尿毒症血液透析并发症

透析治疗仅能代替肾脏的排水和解毒功能，然而，肾脏还有促进造血、调节血压等重要作用。因此，对尿毒症并发症的治疗应贯穿尿毒症治疗的始终。

肾性贫血、肾性高血压以及代谢性骨病是尿毒症患者最常见的并发症，积极控制并发症能够很大程度改善透析患者的生活质量。对并发症的治疗应在充分透析基础上，以药物治疗为主，辅以饮食控制。

定期规律地配合血透专科随访

尿毒症病情既可长时间内相对稳定，也可在短时间内急剧恶化。因此，坚持随访和评估病情很有必要。部分患者在病情稳定的时候不愿意定期检查。有些人常以"指甲颜色还可以""我胃口不错、睡得也蛮好"等主观感觉评估病情，殊不知这种不科学的做法

隐患极大。

以肾性贫血为例，在轻度贫血阶段，患者常无任何特殊不适，仅实验室检查提示血红蛋白水平下降，如此时调整药物使用，贫血很快得以纠正。而若等到严重贫血合并其他症状再进行处理，治疗难度和风险陡增，且这种"大起大落"式的变化对身体健康以及生活质量的影响更是不言而喻。

（谢烨卿　邹建洲）

肾友假期出游攻略

"故不登高山，不知天之高也；不临深溪，不知地之厚也。"（出自《荀子·劝学》）旅游可以增长见识、陶冶情操。每逢节假日，不少肾友也想出去走走："世界这么大，我也想看看！可是我能不能出去旅游呢？"

不是所有的肾病患者都不能旅行，要"因人而异"。

1.对于慢性肾病尚未透析患者，如果血压、血肌酐、电解质、血红蛋白、尿量等基本正常或最近3~6个月病情比较稳定，无明显不适症状，可以出游。但是，尤其要注意以下几点：

（1）路程短。尽量选择短途旅行路线，单程时间不宜超过半天。

（2）空气好。选择到人少、空气质量好的旅游地，减少在人群聚集处滞留时间。

（3）衣物足。野外气温多变，出门前应带足衣物，旅途中随时加减。

（4）备洗漱。为避免不必要的感染，建议肾友外出客居宾馆时，使用自带的洗漱、清洁用品。

（5）早休息。避免劳累，活动量适当，晚上早睡，养精蓄锐，准备第二天的活动。

（6）饮食洁。途中就餐，应尽量选择证照齐全的正规店家，严禁暴饮暴食及食用不洁食物。

（7）避动物。在旅游景点和风景区尽量避免接触动物。

（8）勤饮水。保证旅行中每日的正常饮水。

（9）按时服药，规则服药。

2. 肾脏病患者常常合并高血压、糖尿病等慢性疾病，不少免疫相关性肾脏病患者更要关注生活细节。这些肾友出游时应该注意些什么呢？

（1）高血压。合并高血压的肾友在外就餐要注意少吃盐，包括腌制类食品、深加工食品等。

（2）糖尿病。糖尿病肾友出游，要注意低糖饮食和餐前注射胰岛素。由于糖友们出游时活动量和饮食与居家不同，为防止低血糖发生，身边应常备饼干、糖果等。

（3）系统性红斑狼疮性肾病。这类患者尤其要避免阳光直射，防晒霜、晴雨伞、帽子等要随身常备。

（4）特殊情况。如果肾病患者在出游期间有高热不退、持续腹泻、气急等症状，或有肾病病情加重的症状，要立即中止旅行，就地就医。

肾病患者出游前可以咨询医生，备些呼吸道和消化道常见疾病的药物。如果自己用药，一定要有充足的把握，不能滥用抗生素及肾毒性药物等。

3. 尿毒症维持性透析患者也是可以出游的，需注意以下几点：

（1）自驾游的腹膜透析肾友可以随身携带一定数量的腹膜透析液、碘伏帽、敷料、恒温加热工具、口罩、洗手液等。路途或出行时间较长的旅行，可事先联系目的地腹膜透析中心后，在当地购买腹膜透析液。切记无菌操作！

（2）血液透析肾友如果出门时间超过 3 天，则需事先获得自己的主诊医师同意，请其协助联系当地医院的透析治疗。

4.有以下情况的肾友不适合出游：

（1）急性期或恢复阶段未痊愈的肾脏病患者，特别是服用大剂量糖皮质激素或免疫抑制剂的患者。

（2）肾脏病尚未控制，有大量蛋白尿，严重水肿甚至心力衰竭，血压或血糖控制不稳定，近期内血肌酐、电解质等波动较大的患者。

（3）半年内行肾移植的患者等。

这类肾友不能出游仅仅是暂时的，待病情平稳后仍可以领略大自然的美好风光。

（薛宁　丁小强）

如何做好慢性肾脏病患者的家庭护理？

慢性肾脏病（CKD）是多种因素导致的肾脏疾病，免疫功能低下、炎症、高血压、糖尿病、高尿酸血症等均可导致。一般起病隐匿，病程长，有不同程度的蛋白尿和（或）血尿，伴或不伴高血压、水肿、肾功能减退等临床表现。积极、有效的治疗可以延缓肾脏病的进展，同时也需要患者本人积极配合治疗和家庭协助做好患者日常生活护理。

那么，如何做好 CKD 患者的日常家庭护理呢？

（1）心理疏导。鼓励 CKD 患者对治疗疾病保持乐观、开朗的心态，增强患者治疗信心，积极配合治疗。

（2）低盐、优质低蛋白、低磷饮食。肾脏病患者，无论是否合并水肿、高血压均建议低盐饮食，每天钠摄入限制在 2~3 克为宜，包括含钠食物、调料等，如腊肠、咸肉、酱油、各种酱料等。严重水肿伴少尿患者根据前一日尿量限制次日饮水量，一般控制在前一日尿量 +500 毫升以内，可以用糖、蒜、葱、柠檬等调味以增加食欲。

优质蛋白主要指蛋、奶、瘦猪肉、牛肉、羊肉、鱼等蛋白质。CKD 患者应按照 CKD 分期予以优质低蛋白饮食，低蛋白饮食可减缓肾功能损害的发展。对于已经开始行血液透析或腹膜透析治疗的

CKD 患者应予以优质高蛋白饮食，按体重每日 1.2 克 / 千克，60%以上为优质蛋白；同时需要控制磷摄入，海产品、深加工食品、饮料等磷含量均较高，不建议这类患者摄入。

（3）注意休息。对于伴有水肿的 CKD 患者，应适当延长卧床休息时间，可以增加肾血流量和尿量。如果有下肢水肿，可将下肢抬高 15~30 度以帮助改善水肿症状，同时有利于改善肾功能。

（4）适当运动。如果平时有规律运动习惯的 CKD 患者可以继续保持运动习惯，以有氧运动为主，如太极拳、快步走等，重视健康、规律的生活状态。合并心肺疾病的患者需遵医嘱。

（5）预防感染。避免去人群聚集处，出门注意佩戴口罩和手卫生，出现感染应及时就医。

（吴薇薇）

呵护糖尿病肾病患者，日常居家护理很重要

近年来，我国糖尿病患者日渐增多，糖尿病的严重并发症——糖尿病肾病在肾脏病中的比例也越来越高。如何做好糖尿病肾病患者的居家日常护理是不少糖尿病患者和家属最为关心的问题。下面就为大家详细介绍一下糖尿病患者日常护理的注意事项：

（1）积极控制血糖。糖尿病肾病患者的血糖控制应遵循个体化原则，即因人而异，合理的血糖控制可延缓肾脏病的进展。总体目标是将糖化血红蛋白控制在 7% 以下；高龄老人和反复出现低血糖反应的人群可以将目标放宽，糖化血红蛋白定在 8% 以下。需要提醒积极控制血糖的糖友，随身携带糖块或巧克力等食物，可预防低血糖发作。

（2）健康的生活方式。低盐、优质低蛋白饮食，蛋白质摄入大约应为 0.8 克 / 千克 / 天。戒烟限酒，控制体重，勿乱服药，慎用各种保健品。根据患者自身条件，适量增加体育锻炼，以有氧运动为主，运动量由少至多，从每周 1~2 次、每次 30 分钟，逐渐增加到每周 5 次、每次 30 分钟为宜。

（3）保持皮肤干燥清洁。保持全身皮肤、黏膜的干燥和清洁，预防感染。尤其是足部、口腔、阴部，有炎症、溃疡、疖、痈和外

伤时要及时处理。水肿患者卧床休息时可抬高患肢 15~30 度，保持床单柔软、清洁、平整，勤换内衣，穿宽松舒适的衣物。

（4）糖尿病足护理。糖尿病患者长期血糖控制欠佳会出现糖尿病足，这也是糖尿病神经、微血管病变，常常与糖尿病肾病同时发生。护理时，定期检查足部是否有皮损、异常色素沉着、感觉异常等。修剪趾甲不宜过短，以免引起甲沟炎。每日洗脚前先用手试水温，水温不宜过热，不穿过紧、过硬的鞋。

（项波）

如何预防肾炎复发?

经常有肾炎病患者咨询医生:"我的肾炎能治好吗?"

部分肾炎是可以治愈的,但是更多类型的肾炎治疗与高血压、糖尿病的治疗类似,需要积极控制,预防肾炎反复发作。

那么,预防肾炎复发的关键是什么呢?

观察尿液

肾炎患者需要留意每日尿量和尿液性质改变。(1)尿量变化:正常情况下,每天的尿量比饮水量少500~800毫升,若尿量突然特别多或特别少,应该引起警惕。(2)尿液性质:如果尿液中出现难以消散的泡沫,或尿色改变,或正常饮水情况下,晚上起夜次数明显增加,应及时行肾功能、血电解质检查。

控制饮食

无论尿蛋白是否转阴,肾病患者应该长期坚持两项饮食习惯:(1)肾病患者均应长期坚持低盐饮食(每日钠摄入少于2克,也就是氯化钠摄入少于5克);(2)优质低蛋白质饮食,根据肾脏病不同分期计算每日蛋白质的摄入量。当然,戒烟酒、控制体重、减少脂肪摄入、适量运动也是不可缺少的。

预防感染

各种感染均可能导致或加重肾炎，如上呼吸道感染、肺炎、泌尿道感染、皮肤感染、胃肠道感染等。肾炎患者尽量减少去人群聚集处，注意保暖、不食不洁食物等均有助于延缓肾炎进展和减少复发的可能。

监测血压

高血压和肾脏病互为因果关系，肾脏病会导致高血压，高血压也会加重肾脏病。肾炎患者常伴有高血压，不少患者因为血压升高就诊，结果被发现患有肾炎。血压过高可导致蛋白尿和血肌酐升高，甚至尿毒症。当然，血压过低也不行，血压过低可导致肾脏血流灌注不足，也可加重肾炎。因此，监测血压是延缓肾脏病进展的关键。

（薛宁）

肾病患者可以有性生活吗？

年轻、帅气、性格又好的小沈是很多姑娘、未来丈母娘、未来丈人眼中的理想人选。给小沈介绍对象的人络绎不绝，但是每每都被他委婉拒绝，直到他遇见了心中的那个她。心事重重的小沈来到医院咨询肾科医生。原来，年轻的小沈两年前体检发现少量蛋白尿和血尿，医生诊断为肾小球肾炎。由于病情不重，小沈没有进一步检查，仅仅定期复查尿液和肾功能等指标。同时，小沈在网上搜索到很多关于肾炎的文章，发现不少"搬砖大家"说，"肾炎会影响性功能，而夫妻生活也会加重肾脏病"。善良谨慎的小沈原本不想耽误好姑娘的未来，但是对幸福生活的渴望促使他求助肾科医生。

难道肾脏病患者就不能有性生活吗？ NO！

中医认为，肾藏精，肾为先天之本。许多肾脏病患者担心自己"肾亏"，在性生活问题上非常焦虑，谨小慎微。其实从西医的角度看，早期肾脏病不会影响性生活，多数患者夫妻性生活不和谐，更多的是心理因素或其他疾病导致。随着肾脏病的进展，患者处于严重的肾功能不全或肾功能衰竭阶段，可能会直接影响性能力。

肾脏病患者性生活需要注意什么？

在肾脏病急性期、慢性基础上急性加重期、难以控制的大量蛋白尿、血肌酐进行性升高、恶性高血压、严重水肿、急性泌尿道感染等阶段，不适合性生活。若上述症状缓解，经医生评估肾脏病处于稳定期，可以适度、规律地进行夫妻性生活。

（朱加明）

处方笺

泌尿系统肿瘤

热点问题

医师： _____

临床名医的心血之作……

肾癌

随访有多重要？可能是生与死的差别

"医院检查了一下，左肾癌，开了个刀。好在是早期，现在恢复得差不多了。"乔先生正在向老友们讲述他的一次死里逃生的经历。

事无巨细

乔先生在 2016 年体检时，发现左肾有一小块阴影，考虑错构瘤，医生建议每年随访。经朋友推荐，乔先生于 2022 年 3 月来到医院的健康管理中心进行体检。接待乔先生的是一位"健康管理专职医生"，在详尽地询问乔先生的身体情况和病史后，专职医生为乔先生建立了专属健康档案。

体检结束后，专职医生向乔先生详细解释了检查结果，还细心嘱咐了检查后的注意事项。

肾上的隐患

在体检过程中，彩超医生发现乔先生的左肾有稍高回声占位（1.5 厘米 ×1.2 厘米），对比 2016 年超声报告左肾占位有所增大，考虑良性病变可能，也就是说错构瘤变大了。专职医生建议密切随访，最晚不超过 3 个月就要复查，或者进一步做腹部增强 CT。

乔先生当时并不想做增强 CT，但医生却提醒，虽然报告提示良性病变，但在综合考虑后认为不排除恶性可能，并提醒其注意后续的随访。3 个月后乔先生接到了医院的电话，提醒他去复查肾脏超声，必要时还得做超声造影或腹部增强 CT。

实际上，肾癌在成人恶性肿瘤中的发病率不高，大概是 2% ~3%，但是初期症状都不明显，一旦出现症状多数都是中晚期，后果不堪设想。

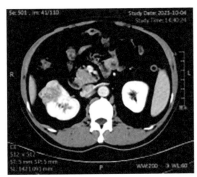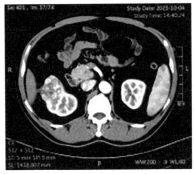

图 20　右肾肿瘤，右肾上极见团块状软组织密度影，大小 45 毫米 ×48 毫米，与肝脏下缘关系密切，考虑右肾恶性肿瘤可能。

随访的力量

乔先生原本应在 6 月复查，但由于工作忙，便搁置了。8 月初，乔先生感到自己胃不舒服，拨打了健康管理中心的电话进行咨询，医生在知晓情况后，叮嘱乔先生尽早去医院做肾脏检查。在医生的提醒和督促下，他预约了超声专家门诊，经过肾脏彩超及腹部增强 CT 的检查，发现了左肾的恶性肿瘤。医生告诉乔先生，幸亏及时发现病灶，从 CT 结果来看，病灶不大，包膜完整，属于早期，但需要马上住院做手术。很快，乔先生就住进了医院，完成了手术。

乔先生感言，自己现在已经意识到做好自己健康的第一责任人的重要性，这都是定期随访的功劳。

（周敬　符越　康丽雯　邹健　江孙芳）

前列腺癌

穿刺会致肿瘤扩散吗?

张大伯今年 65 岁, 两年前开始出现尿频、夜尿增多和排尿不畅等症状, 被诊断为"前列腺增生症", 一直服用药物治疗。两年来, 张大伯的排尿不畅症状改善不少, 他也就没把前列腺的事儿放在心上。一天, 张大伯突然发现小便带血, 赶紧到泌尿科门诊就医。医生立即为他安排了一系列检查。结果显示: 血清前列腺特异性抗原 (PSA) 为 25.5 纳克 / 毫升 (正常范围是 0~4 纳克 / 毫升); 直肠指检于前列腺左叶触及结节, 质地硬; B 超提示"前列腺增大"。医生初步判断前列腺癌可能性较大, 建议他接受前列腺穿刺活检。

1 周后, 张大伯又来到泌尿科门诊。医生以为他会拿出穿刺报告, 张大伯却面露难色地对医生说:"我听隔壁老李说, 肿瘤千万不要穿刺, 否则会引起肿瘤扩散转移, 所以我没有去做穿刺, 有别的办法可以确诊吗?"

穿刺会致肿瘤扩散吗?

人们担心前列腺穿刺导致肿瘤扩散转移主要基于两种原因: 一是认为穿刺针触碰肿瘤后, 在拔出穿刺针的过程中, 肿瘤细胞会"播散"在穿刺针经过的部位("针道"), 造成肿瘤扩散; 二是认为原本

"完整"的肿瘤，穿刺后就发生了"破裂"，癌细胞被"放了出来"。

目前，穿刺活检使用的是连接在穿刺枪上的一次性套管针，穿刺枪的扳机激发时，针芯和套管分别向前快速做切割运动，利用两者前进的时间差，在针芯的凹槽上可留取长度 16~22 毫米的组织，取下的组织被完整地封闭在套管内。

在拔针过程中，取下的组织是受套管保护的，不会造成"针道"内的播散。

至于"癌细胞被释放造成转移"的观点，更是没有依据。因为肿瘤一旦发生，血液里其实就有了癌细胞，但是这些癌细胞并不都会停留在别的脏器形成转移。造成肿瘤转移最主要的因素还是肿瘤本身的性质、恶性程度和生物学行为。这就好比种花，同样的播种方法，不同的花，成活难易有别。对于某些肿瘤（如睾丸肿瘤），临床上是禁忌做穿刺活检的，因为极易造成肿瘤的血行播散，但前列腺癌不在禁忌穿刺之列。前列腺穿刺活检的应用已经有近 50 年的历史，大量临床数据早已排除了穿刺导致肿瘤转移扩散的可能性。而且随着穿刺技术和设备的完善，穿刺的准确性和安全性也大幅提升。

穿刺活检是确诊前列腺癌的"金标准"

尽管直肠指检、影像学检查和 PSA 检测并称为前列腺癌诊断的"三大法宝"，但这仅仅是筛查的手段，不能作为前列腺癌诊断的最终依据。对穿刺获得的标本进行病理学检查，是目前诊断前列腺癌的"金标准"。

经过医生的解释，张大伯消除了顾虑，接受了经会阴前列腺穿刺。病理报告证实为前列腺癌。随后，医生为他进行了同位素骨扫描和盆腔磁共振检查，排除了骨转移和盆腔淋巴结转移。接下来，张大伯接受了达芬奇机器人辅助腹腔镜前列腺癌根治术，术后四天拔除尿管顺利出院。术后 3 个月，张大伯排尿和控尿正常，血清 PSA 降至 0.003 纳克 / 毫升。

张大伯的求医经历告诉我们，前列腺癌并不可怕，贵在早期发现。前列腺穿刺活检的安全性和可靠性经历了时间的考验，不会造成肿瘤的扩散和转移。患者对此不必有顾虑。

（朱延军　崔蓉　郭剑明）

揭秘！前列腺癌的六大认识误区

随着我国人口老龄化加速，环境和饮食因素等改变，中老年人群的疾病谱也悄悄地发生变化。癌症已经成为危害国人健康的头号杀手。近年来，男性老年人患前列腺癌的新发病例明显增加。然而，现实生活中，许多老年男性不了解相关知识，至今在我国泌尿男科门诊确诊的前列腺癌患者 2/3 是中晚期。

对于前列腺癌，如何早发现？是否有办法治愈以及如何去预防？各大社交媒体和健康论坛上关于前列腺癌的话题，反映出公众对前列腺癌的关注以及对其诊治的不解和困惑。之所以谈癌色变，是因为对前列腺癌存在认识误区。本文将揭秘前列腺癌的六大认识误区，以帮助公众认清真相。

误区一：前列腺癌发病率不高，离我们很遥远

前列腺癌患者发病与地域和种族相关，在当下前列腺癌依然是西方男性最常见的恶性肿瘤，发病率占第一位。我国属于前列腺癌发病率相对低发的地区，但近年来也呈现迅速上升趋势，并成为发病率增速最快的男性恶性肿瘤之一。北京、上海、广州等发达城市的调查数据显示，2009 年前列腺癌的发病率分别达到 19.30/10 万、

32.23/10万和17.53/10万。上海市市区2011年更是达到36.67/10万，这个数字比1984年增长20倍，而且前列腺癌连续8年居男性所有恶性肿瘤中的第五位。这个数字也超越日本，与新加坡的发病率大致持平。因此，前列腺癌已是最常见的男性泌尿生殖系统恶性肿瘤，前列腺癌离我们并不遥远。

误区二：前列腺癌恶性程度高，治疗效果差

前列腺癌患者可分为早期、中期和晚期，早期和中期是指癌细胞仍然"包"在前列腺内部，临床上称为"局限性前列腺癌"，而晚期是指癌细胞已经穿透前列腺包膜，转移到前列腺周围，甚至身体其他地方（如精囊、骨骼）。一般来说，早期和中期会采用根治性前列腺切除术或者放疗，晚期则采用内分泌治疗。前者在接受了根治性手术或放疗后，体内的癌细胞被完全"消灭干净"，使患者不再受前列腺癌的影响。而晚期前列腺癌，尤其是转移性前列腺癌，由于肿瘤细胞已经扩散到身体其他地方，通常难以彻底治愈。然而，近年新的治疗方法仍可将肿瘤进展控制在可控范围之内。因此，前列腺癌患者选择何种治疗方式，要根据前列腺癌的病理分级、临床分期。早、中、晚期在临床上的界限也是有变动的，互相交叉，患者大可不必"对号入座"，要以医生说的为准。前列腺癌有的可以治愈，有的治疗效果比较差，"三早"（早发现、早诊断、早治疗）很重要。

误区三：常吃番茄可以预防前列腺癌

有观点认为番茄红素能够摧毁含氧自由基，它是一种极其优秀的抗氧化剂，其清除含氧自由基的能力是维生素E的10倍以上。但近期Hutchinson癌症预防中心的Kristal和同事们在Cancer Epidemiology Biomarkers & Prevention杂志发表论文，研究显示，通过检测3500名男性血液中番茄红素的水平后，发现番茄红素摄入与前列腺癌总体发生

的危险性无明确关系。有关番茄红素摄入量和前列腺癌的风险降低之间有某种联系的研究结果不可能得到重复。由此专业学会对公众的建议应改为：增加番茄红素的摄入可能与前列腺癌发病风险无关。

误区四：前列腺特异性抗原（PSA）筛查时机越早越好

美国泌尿外科学会曾建议 50 岁以上男性每年应接受例行 PSA 检查；对于有前列腺癌家族史的男性人群，应该从 45 岁开始进行每年一次的检查。然而，最新一项调查显示，若有一个人因 PSA 筛查而被挽救生命，同时就会有 50 个人被过度诊断和过度治疗。50:1 是基于短期随访和"严重低估"了经过长时间筛查受益的患者以及高估了"过度诊断"的数量而得出。可见通过 PSA 筛查确诊的前列腺癌患者中，只有 1/50 的人从治疗中获益，并浪费大量财政和医疗资源。由此国内专家共识提出：PSA 筛查时机并不是越早越好，对 50 岁以上有下尿路症状（尿频、尿急、排尿困难）的男性进行常规 PSA 检查，对于有前列腺癌家族史的男性人群，应该从 45 岁开始定期检查和随访。对直肠指检异常、有临床症状（如骨痛等）或影像学检查异常的男性应进行 PSA 检查。

误区五：PSA 升高的前列腺癌患者需要手术治疗

对于 PSA 升高确诊的前列腺癌患者，哪些患者癌进展慢，哪些患者如果不予治疗则容易发生癌转移。评判肿瘤的侵袭和转移标准包括：PSA 水平、肿瘤的体积（含有癌组织的样本数）以及 Gleason 病理评分。Gleason 病理评分中，风险度总分为 10 分，2~6 分为低危；7 分为中危；8~10 分为高危。若一个人 PSA 水平较低，含有癌组织的样本非常少，且 Gleason 评分在 6 分及以下，那么就被认为是属于低危人群。这类新近诊断出前列腺癌的患者给予等待观察和主动监测。这类 PSA 升高的前列腺癌患者，如果不治疗，仅仅 3% 危及生命；相反，如果选择治疗，死亡率大概为2%。因此对PSA升高新近确诊前列腺癌的患者，只要有足够的临床资料和病理信息，医生就能确定哪些需要即刻接受治疗，哪些更能受益于等待观察和主动监测。

误区六：高睾酮水平会增加前列腺癌的风险？

这只是基于对雄激素（睾酮）代谢和前列腺癌影响的非常简单的假设。然而，这与雌激素和乳腺癌之间有很强的联系不同，睾酮和前列腺癌之间并没有关联。在2016年欧洲泌尿外科学会年会上，Morgentaler教授发表了在激素治疗前行前列腺穿刺检查结果数据发现，低睾酮水平、血清PSA低于4.0纳克/毫升的男性，前列腺穿刺活检时穿刺阳性率与那些PSA升高男性的阳性率相似，并没有下降。Meta分析显示，应用睾酮的男性和应用安慰剂的男性前列腺癌发生率无显著差异，认为靶细胞表面的雄激素受体数量有限导致了"饱和"状态的发生，也就是说即使睾酮水平再高，也不能进入细胞核，刺激细胞生长。显然，这里靶细胞表面的雄激素受体起了关键作用。也有回顾性研究分析显示，前列腺癌患者确诊后应用睾酮治疗，其预后并非更差。因此，没有证据表明高睾酮水平可增加前列腺癌发病风险，血清睾酮水平和前列腺癌发病风险之间没有任何联系。然而，降低睾酮水平却可以治疗前列腺癌，显然这是两个不同的命题，两者并不矛盾。

当今社会信息化发达，会有一些信息不可避免地未经筛选就进入公众视野，包括前列腺癌的治疗领域。近几年很多网络上传播的"爆炸性"新闻，比如基因治疗、生物免疫治疗、靶向治疗等，几乎都是对一些亚临床治疗方法初期结果的过度宣传。前列腺虽是小腺体，但易引起大问题，患者应客观认识前列腺癌。患者在尝试新型治疗方法前，请咨询自己的随诊医生，以避免陷入误区。

（王国民）

前列腺钙化就是癌吗？

一位三十几岁的男性来门诊就诊，拿着单位体检报告，非常紧张，他查出有前列腺钙化，平时没有任何症状，他担忧地问医生："这是得肿瘤了吗？需要治疗吗？"

前列腺疾病既往一般认为都是老年性疾病，随着社会生活习惯的改变和体检的普及化，二十几岁的青年男性中也不乏前来咨询前列腺相关问题的。其中，经常被提到的问题就是前列腺钙化：是炎症吗？这是结石吗？这是提前衰老的标志吗？这是癌症吗？影响生育吗？

什么是前列腺钙化？会有什么症状？

前列腺钙化，有时也称为"前列腺结石"，是在前列腺中常见的一种组织改变或在前列腺导管腔内形成的小结石，多由彩超检查时发现，可单发，也可散在多发或呈团块状。前列腺钙化在中老年男性中常见，尤其是 40 岁以上男性。据美国统计，在约 75% 的中老年男性中有此发现。这些钙化灶或小结石和芝麻一样小，通常并不会引起症状，如果引起症状，其与良性前列腺增生引起的下尿路刺激症状相似，如尿频、排尿不畅、尿痛，甚至血尿。另外，有些钙化灶可能会继续增大并引起腹股沟和下腹部的不适，也称为"盆底疼痛综合征"。

前列腺钙化并非一种具体的疾病，而是与许多不同情况相关。对于年轻男性，前列腺炎症和感染是最常见的原因；对于老年男性，良性前列腺增生是最常见的因素。一些微小钙化灶也可见于前列腺癌，但并不一定是癌症的诱因或表现，两者之间并无明确直接关系。

前列腺钙化灶形成的原因目前众说纷纭，尚无明确的结论。在一些男性中，前列腺钙化或结石的形成无任何明显的诱因。一些病例中，血钙水平升高可能与之有关，也有病例中与前列腺导管中的前列腺液流动缓慢有关，若不能及时排出腺体则会形成圆形结晶并产生钙化。有些钙化灶继发于炎症，若炎症未能及时消除，残留病灶则最终发生钙化。也有研究者认为这些钙化灶来源于尿液中的成分沉积，尤其当发生尿液在前列腺导管内返流时。

在有排尿症状和无排尿症状的患者中，存在前列腺钙化的比率以及钙化灶的大小都没有明显区别。但有研究显示，存在前列腺结石可能会使症状持续时间更久。美国克利夫兰医学中心研究了47例门诊新患者，彩超显示其中22人有前列腺钙化（结石）。有钙化灶和无钙化灶的患者之间在症状方面总体没有区别，但是有钙化灶的患者在就诊前的症状持续时间更久。此外，有钙化灶的患者相对较少有盆底肌紧张的不适，但是前列腺液培养阳性结果相对更多，如细菌或白细胞增高。

前列腺液是精液的组成部分，单纯前列腺钙化并不会对前列腺液成分有过大影响，不用担心会引起不育；若合并慢性前列腺炎症，可能会影响前列腺液内的酸碱度和具体化学成分比率，并可能影响生育。

前列腺钙化需要治疗吗？

无症状的、体检发现的前列腺钙化灶的年轻患者，一般无需特殊治疗，简单随访即可。在有症状的患者中，钙化灶的存在可帮助医生决定治疗的策略，如哪些患者需要抗感染治疗，哪些患者需要盆底治疗。有些钙化灶或结石是反复前列腺炎的感染源，抗生素可杀灭结石相关的细菌，但是阻塞的结石仍存在于前列腺并作为感染源持续炎症过程。另外，抗生素也不建议长期使用。

有些研究者认为补充微量元素如镁和锌可以有助于碎石，如果起效就可以在尿液或精液中见到泥沙样物质。但这一方法仍有争论，目前证据尚不充分。唯一确切移除这些结石的方法是通过手术，但这种治疗方法并不常规用于单纯前列腺炎患者尤其是年轻患者。某些植物制剂或中成药可帮助缓解症状，通过改变生活习惯等的天然疗法也时常有效，如避免进食加工糖、红肉、含有饱和脂肪酸的食物以及乳制品，避免辛辣食物和酒精，多摄入欧米茄-3脂肪酸和富含番茄红素食物，可多饮水，适当饮用绿茶，避免久坐，适当运动等。

前列腺钙化能预防吗？

预防是最佳的医疗，但是对于前列腺钙化，没有明确的措施和建议可以防止它的发生。男性可能不得不退而求其次，注意平时饮食和生活习惯来保护前列腺，促进前列腺健康，根据自己的具体症状再决定具体的干预措施。

前列腺钙化本身不可怕，没有症状的年轻男性简单随访即可；没有症状的老年男性仍需门诊进一步常规检查以排除肿瘤，而钙化和肿瘤之间并无直接关系。有症状的患者需要来院综合评估并进行规范治疗。改善生活习惯的天然疗法安全有效，有助于保护前列腺，并促进前列腺健康。

（徐磊　郭剑明）

前列腺炎症、增生会变癌症吗？
"男性生命线"这样保养

前列腺被称为"男性生命线"，有超过半数的男性一生当中至少被前列腺疾病困扰过一次。因此，如果你是男性，非常有必要了解以下知识：

前列腺炎、前列腺肥大、前列腺增生、前列腺癌……这些跟前列腺有关的疾病，它们的异同是什么？它们之间有联系吗？该如何预防与治疗？

小张一家的故事

小张是一个软件公司的程序员，每天的工作就是 8 小时坐在电脑前编写程序。今年"双十一"来临，小张下班到家，又马上坐在电脑前，忙到深夜不肯罢手。几天下来，他突然觉得尿频、尿急、排尿不畅，而且经常会觉得小腹隐隐作痛，令他特别不爽。

那天，小张和自己的父亲、爷爷一起吃晚饭，小张的爸爸"老张"喃喃道："天凉了，老毛病又来了。最近小便多、小便急、排尿不爽快好像又加重了。"

小张心头一惊，这症状怎么和自己的一模一样呢？这时小张的爷爷"老老张"对着"老张"说道："你自己小心点，你忘了去年我就是尿频、尿急、排尿困难去检查，查出了前列腺癌啊！"

听到这句话，小张几近崩溃。同样的症状，难道这祖孙三代得了同一种病？下面，我们就从这祖孙三代的病例，聊聊男人的生命线——前列腺。

祖孙三代得的是同一种病吗？其实，小张、老张、老老张的问题可能都出在前列腺上。不过，虽然他们症状相似，可得的却不是同一种疾病。小张很有可能得了慢性前列腺炎，他爸爸老张最有可能是良性前列腺增生的症状加重，而他的爷爷老老张则是一位前列腺癌的患者。

那么，为什么症状相同，他们的诊断却不相同呢？前列腺、前列腺炎、前列腺肥大、前列腺增生、前列腺癌，到底是怎么回事呢？这几个名词经常被人们混淆、误解，傻傻分不清楚。

前列腺

这是男性特有的生殖器官。它位于膀胱下方，后面紧贴直肠，中间有尿道穿过。前列腺扼守在膀胱出口的位置，就像卫兵列队守卫着膀胱出口的前方，也因此得名。

尿道穿过前列腺的这部分被称为"前列腺部尿道"。当前列腺发生疾病时，膀胱出口和前列腺部尿道最先受到影响，从而出现排尿相关的症状。

前列腺炎

所谓"前列腺炎"，通俗地讲就是前列腺"发炎"了。它是男性最常见的前列腺疾病，而且从青年到老年均可以患病。除了尿频、尿急、排尿不畅等尿路症状外，前列腺炎患者还会出现前列腺周围区域（下腹部、腰骶部、腹股沟、会阴部、阴囊、尿道）不适或者疼痛、尿道异常分泌物（俗称"尿道滴白"）等临床表现。前面病例中的小张就有小腹隐痛等症状，很有可能就是得了慢性前列腺炎。

前列腺肥大（增生）

前列腺肥大和前列腺增生其实是一回事儿，学名应该叫"良性前列腺增生症"，一般多见于 40 岁以上的中老年人。由于前列腺细胞增多、前列腺体积的增大，导致膀胱出口阻塞，进而引起一系列下尿路的排尿功能障碍，形成一种疾病，这就是良性前列腺增生症。

这种疾病是引起中老年男性排尿障碍的最常见疾病之一，随着年龄增长发病率也逐渐升高。

良性前列腺增生症患者除了尿频、尿急、排尿困难等症状外，还会出现夜尿增多、排尿淋漓不尽，严重者会影响膀胱功能，造成尿潴留、膀胱结石、肾功能不全等并发症。

前列腺癌

前列腺癌是发生于前列腺的恶性肿瘤，也多见于中老年人，尤其是 45 岁以上的人群。

前列腺癌没有特征性的症状，往往也表现为排尿梗阻或尿路刺激的症状，很容易与前列腺增生混淆，许多患者（如前文中提到的老老张）当初就是因为尿频、尿急、排尿不畅去就诊的。医生通过直肠指检、肿瘤指标（前列腺特异性抗原 PSA 检测）和影像学检查（磁共振等）可以了解患者有无前列腺癌的可能，而最终确诊则需要通过前列腺穿刺活检。

前面讲的三种前列腺疾病，相互之间有没有关系呢？

如今大家"谈癌色变"，因此人们问得最多的问题就是前列腺炎或前列腺增生会变成前列腺癌吗？其实这三种疾病之间并没有明确的互相转化的关系。但是有研究发现，曾经患有前列腺炎症的患者，如果将来出现前列腺增生，症状会更重，更容易进展及出现并发症。而前列腺增生和前列腺癌由于症状相近，因此建议 50 岁以上的中老年人应该每年到医院检查前列腺，排除肿瘤的可能；如果有前列腺癌的家族史，那么从 45 岁开始就应该每年进行检查。

这三种前列腺疾病该如何预防、治疗和保养呢？

前列腺炎其实是这三种疾病中危害最小的，但是由于它会出现一些顽固而恼人的症状，如排尿不适、会阴区和下腹部疼痛等，这些症状有时很难根除、容易反复，会对患者的生活质量产生不良影响。如果患者再被一些虚假的宣传误导，症状会被不断放大，最终给患者造成很大的心理压力，甚至产生抑郁情绪。对于前列腺炎，我们可以把它当成普通伤风感冒来看待，因为 50% 以上的男性在其一生中的某个时候都受到过前列腺炎的侵扰，大部分时候都是不治而愈的。而在生活中，应该避免久坐、长时间骑车或开车、过度食用辛辣刺激的食物，因为这些都会导致前列腺充血水肿，加重炎症的症状。前面提到的小张就是因长时间使用电脑、久坐、憋尿，从而产生了前列腺炎的症状。至于抗菌药物应该在医生的指导下适当使用，不能滥用、长时间使用。因此，对待前列腺炎，我们应该从战略上藐视它、战术上重视它，既积极配合医生治疗，又不要为其所困、草木皆兵，甚至病急乱投医、轻信一些不良宣传，应以积极平和的心态对待它。

前列腺增生是大多数老年人都会发生的生理变化，很难预防。但是我们可以通过生活习惯的调整，预防症状的加重或产生严重的并发症。例如不要酗酒、食用辛辣刺激食物，注意保暖，不要长时间憋尿，要多饮水、预防尿路感染等。前面提到的老张就是在天气转凉的时候出现症状加重的。前列腺增生如果没有造成排尿不适的症状，可以不用治疗，但需要每年进行检查。如果出现排尿相关的症状，影响了生活质量，就应该到医院就诊，在医生指导下进行药物治疗。如果正规服药效果不佳，或疾病进展出现了尿潴留、膀胱结石、肾积水、肾功能不全等并发症，就需要进行手术治疗了。

前列腺癌近年来的发病率逐年升高，可能与环境污染、高脂饮食、吸烟等各种因素有关。虽然目前还没有预防前列腺癌的好方法，但是我们应该做好中老年人的定期检查和肿瘤筛查，尽可能在前列腺癌的早期就把它诊断出来，让更多的人获得根治性手术的机会，从而可以获得更好的疗效、更长的生存期。

目前治疗前列腺疾病有哪些新技术？

对于中老年的前列腺疾病可以进行"全程管理"。针对初发的前列腺增生症患者，需要开展标准化的病情全面评估，制订个体化、最优化的治疗方案，并进行定期随访；针对需要手术干预的前列腺增生症患者，根据患者年龄、身体条件和病情的不同，采用激光前列腺消融术、剜除术、新型热成形螺旋形前列腺支架植入术等新技术进行治疗；针对怀疑前列腺癌的患者，除了开展常规的经会阴12点前列腺穿刺活检外，还建议开展超声–磁共振图像融合精准穿刺活检；针对早期、局限性前列腺癌患者，可以开展达芬奇机器人辅助腹腔镜前列腺癌根治手术，创伤小、恢复快、疗效好；针对中晚期、复发的或去势抵抗型前列腺癌患者，可以采用新型内分泌药物、化疗等治疗手段。

总之，前列腺是男性的"生命线"，有时候却是很难说出口的生活不便，你需要做的是，了解它、呵护它、保护它。

（郭剑明）

有一种癌"深藏不露"，
它还是男人们的"难言之隐"

男人的"难言之隐"

尿频、尿急、尿不尽、排尿困难……很多男性步入中老年之后明显地感觉到，这些症状或多或少就会出现在自己身上。前列腺被称为"男性生命线"，它比较脆弱，稍不注意就有可能"闹情绪"。有超过半数的男性一生当中至少被前列腺疾病困扰过一次。

这个疾病该如何预防与治疗呢？

前列腺癌早期多无症状，即便有不适也不足以引起患者的重视，而当有尿血、尿痛及骨痛症状出现时已经是癌症晚期。因此，建议40岁以上的男性应每年定期做前列腺检查，保证身体健康。

前列腺癌难发现，过40岁应定期检查

随着年龄增长，人的大多数器官最终都会萎缩，这是正常的衰老现象。但前列腺却不同，它在人变老之后，还会一直不停地增长。前列腺很隐蔽，深深地藏在男性骨盆里，在体表是摸不到的。前列腺体只有一个栗子大小，但这个小小的器官里却有尿道、射精

管等好几个管道穿过。近年来，前列腺疾病的发病率逐年升高，前列腺炎、前列腺增生、前列腺癌这三种疾病的患病率非常高。50岁以上的男性，有40%都有前列腺增生症。在最近10年，中国前列腺癌发病率快速上升，并已成为男性中发病率排名第六位的恶性肿瘤。

由于生活方式改变、人口老龄化及早期筛查的普及，我国前列腺癌患病人数逐年增多，大城市更成为"重灾区"。在我国，60岁以上的老年男性是前列腺癌的高发人群，年龄越大患病概率越高。

因此，年龄在40岁以上的男性，当出现尿意频繁、夜尿增多、尿程延长、尿流变细、排尿困难等症状时，除考虑前列腺增生外，也应考虑前列腺癌的可能。40岁以上的男性，每年应做一次直肠指检，对于早期诊断极为重要。此外，每年还应做一次前列腺特异抗原（PSA）检查。

男性也有尿失禁，应积极就医

许多人认为尿失禁是老年女性的专利，殊不知，老年男性也会患上尿失禁。由于很多人对此病知之甚少，加之以为是前列腺出现问题导致的尿急、尿频而忽视此病。

在日常生活中，水龙头的好与坏很重要，而排尿障碍其实就是人体的"水龙头"出了问题。如果"水龙头锈住了"，就可能发生尿频、排尿困难，甚至尿液无法排出的病症。如果"水龙头太滑了"，那么很多人就会出现尿失禁。

男性尿失禁最常见于以下几种情况：外伤影响、前列腺癌根治术后、前列腺增生术后、骨盆骨折损伤尿道括约肌等。一旦发生尿失禁，会严重影响患者的工作和生活质量，常常让患者痛不欲生。

此外，尿急、尿频等对老年患者的危害十分严重。调查数据显示，有近1/3的65岁以上尿失禁老年患者因匆忙上洗手间而发生摔倒，因摔倒而引起的髋部骨折导致多种更严重的健康问题；约10%

的髋部骨折患者会在 1 个月内死亡，约 1/3 的患者会在 1 年内死亡。

因此，我们呼吁子女更应主动关心父母的健康，告知他们尿失禁是一种可以治疗的疾病，不应由于尴尬、不好意思等心态而故意忽视。当出现尿急、尿频等症状时要及时重视、及时就医，早诊断、早治疗，早日回归正常生活。

尿频、尿急等治疗方法包括警惕性观察、药物治疗、手术治疗和介入性治疗几种。患者在接受治疗前，一定要正确评估自己的病情状况，然后由医生选择最合适的治疗方法。

膀胱癌

"沉默的血尿"为何是肿瘤的引信?

"医生,我明明是来看心脏的,怎么问我那么多小便上的问题?"也许是出于好奇,也许是对于医生三番两次询问小便的情况,让他十分不解,X 先生忍不住向他的"健康管理专职医生"提出了这个问题。"当然有关系",健康管理专职医生指了指桌上 X 先生的专属定制健康档案,"这里面就有诊断你病情的关键。"

"不止心脏"

40 多岁的 X 先生从 6 月份起就偶有心悸不适的症状,他在 10 月份来到复旦大学附属中山医院,想重点检查一下心脏方面的问题。接待 X 先生的是一位"健康管理专职医生",在来这里之前 X 先生还从未听说过有这种"医生"。在详尽地询问 X 先生的身体情况和病情后,专职医生为 X 先生建立了专属健康档案。

专职医生先询问了 X 先生的心脏疾病表现,但在问诊过程中,X 先生不经意间提到近段时间小便的次数较之前更频繁了,但他自己觉得可能和最近喝茶比较多有关,医生却立刻提高了警惕。单纯多喝茶并不会导致一段时间内排尿的次数明显增加,因此在考虑是不是病理性尿频的同时,医生额外询问了 X 先生最近有没有尿痛、尿急或者小便发红等情况。

虽然 X 先生觉得尿频仿佛和心脏毫无关联，但出于对医院的充分信任，X 先生听取了专职医生的建议，除了检查心脏，还仔细检查了泌尿系统。

"沉默的引信"

在体检过程中，彩超医生在 X 先生的膀胱后壁上发现了多处实质占位，这意味着在 X 先生的膀胱内可能有异物或者长了个东西。观测到异常后，彩超医生立即通知专职医生："发现线索，速速查看！"专职医生收到检查报告后立即找到 X 先生询问，这次对膀胱相关的病史问得更详细了。在不断地引导和追问下，X 先生才回想起两年前体检尿常规时曾提示"可见红细胞"。

"'可见红细胞'，你这是血尿啊！怎么没有进一步检查或就诊呢？"专职医生疑惑道。原来 X 先生当时做过尿常规复查，但指标已经回归正常了，再加上没有尿急、尿痛等不适，也没有看到小便发红的情况，就没有在意此事。"医生，我小便也没变红啊，为什么就判定为血尿了呢？" X 先生不解。

什么是血尿?

血尿并不是一个疾病的名称，而是泌尿系统疾病中最常见的一种症状。通俗地说，血尿就是指尿液中红细胞量超过了正常的范围。并不是肉眼看见的才能叫血尿，血尿分为肉眼血尿以及镜下血尿，同时根据含红细胞量的多少，血尿的色泽也会发生变化。肉眼血尿是指每 1000 毫升的尿液中含血量超过 1 毫升时，人肉眼就能看见的血尿；镜下血尿是指尿液离心后取尿沉渣在显微镜下检查，只要每高倍视野下红细胞数≥3 个就会判定为镜下血尿。

因此，不一定要小便变红才能判定为血尿，而单纯小便变红也同样不能判定为血尿。必须要在检查后发现尿液中红细胞排泄超标才能判定为血尿。由于 X 先生在检查时自述没有尿痛、尿急等情况，因此可以推断 X 先生是无痛性血尿。

能引起无痛性血尿的原因很多，但是一旦出现了无痛性血尿就应引起高度警惕。引起无痛性血尿的原因如下（其中泌尿系统的恶性肿瘤是最常见的原因）：

（1）泌尿系的炎症，如膀胱炎、尿道炎、前列腺炎、肾盂肾炎等；

（2）泌尿系统的结石，如肾结石、尿道结石等；

（3）外伤、前列腺肥大；

（4）肾癌、膀胱癌以及前列腺癌等。

出现血尿时，应警惕肿瘤的存在。肾癌可出现无痛性的全程肉眼血尿，并伴随腰痛、腹部肿块、发热等症状；膀胱癌也可表现为无痛性血尿，可有尿急、尿频等膀胱刺激症状；前列腺癌则会出现尿血、尿频、排尿困难等。可以说，无痛性血尿就像"沉默的引信"一样，如果不及时清除，会引发巨大的健康危机。

"可怕的炸弹"

直到看到检查结果，X 先生才相信自己的眼睛。"经过刚才的增强 CT 检查，CT 提示膀胱后壁多发实质占位。鉴于间歇性无痛性血尿和泌尿系统肿瘤的相关性更大，我们初步诊断你有患膀胱癌的可能性。"随后专职医生向 X 先生讲解了"无痛性血尿"背后的危机：化学致癌物质（芳香胺类物质接触等）、吸烟、饮食因素、化学结构与苯胺染料相似的止痛药的滥用、人工甜味剂、慢性感染、盆腔放疗、环磷酰胺摄入等都会增加患膀胱癌的风险。而无痛性肉眼血尿是膀胱癌患者的重要临床表现，膀胱刺激症状、排尿困难或尿潴留和上尿路梗阻症状等都是判断依据。

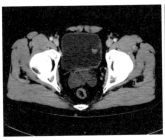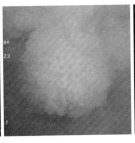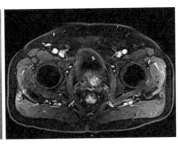

（1）CTU 提示膀胱左侧壁结节伴钙化；

（2）膀胱镜提示膀胱左顶壁带蒂菜花样肿物 1 枚；

（3）MRI 提示膀胱左前壁结节。

图 21　增强 CT 检查结果

"拆弹专家"

原本以为只是个寻常的体检，但因中山医院"健康管理专职医生"在体检流程中进行了充分、详细的问询工作，从而敏锐地发现了这一"肿瘤的引信"。X 先生感到深深的敬佩，并积极配合后续的就诊安排。专职医生也立即联系了泌尿外科医生，安排 X 先生第二天就诊，并入院做进一步检查及治疗。

针对如何预防膀胱癌，"健康管理专职医生"给出了如下建议：

（1）戒烟和禁止过量饮酒，保持健康的生活方式；

（2）经常与可能导致膀胱癌的化学品打交道的工作人员，应在作业时做好防护措施；经常接触到颜料、染发剂等物质的人群，同样需要做好防护，减少暴露；

（3）勤喝水，尿液的冲洗作用会减少有害物质在膀胱内的停留时间，进而降低患癌风险。

（邹健　符越　江孙芳）

膀胱癌治疗之新方法

得了膀胱癌怎么治才能活得久、活得好？这是很多患者的疑问，在此跟大家简单聊一聊。

膀胱癌的治疗方式与肿瘤分期有关系。在膀胱癌早期的治疗中，以手术治疗为主，再配合膀胱灌注化疗、免疫治疗等方式，规范治疗可大大降低复发率。

对于晚期膀胱癌患者，传统的治疗方式以化疗为主。但是化疗疗效有限，且不良反应较大，患者往往会出现呕吐、恶心、食欲不振等症状并伴随着免疫功能的下降，所以很多患者会觉得化疗后的一段时间内，身体感觉还不如化疗前。

而近年来出现的新的治疗方式——肿瘤免疫治疗，给膀胱癌患者带来了新希望。

什么是肿瘤免疫治疗？要先从人体免疫系统了解起，它是"人体天然屏障"，是覆盖全身的防卫网络，在识别和清除人体内产生的异常细胞如肿瘤细胞等方面有重要作用。

但肿瘤细胞在长期与人体免疫系统的"交战"后会变聪明，可以通过变异来逃避免疫系统攻击，促使肿瘤细胞的大量繁殖"壮大"。

肿瘤免疫治疗的作用机制就是通过加强免疫系统对肿瘤细胞的

识别与杀伤能力，来防止肿瘤细胞的进展。此外，免疫系统本身具有记忆性，一旦形成记忆，即可持续数十年。因此，与传统化疗／靶向治疗相比，肿瘤免疫治疗对部分晚期膀胱癌患者具有持续性且副作用小的疗效，可以有效延长患者的生存期。

在肿瘤免疫治疗中，目前以 PD-1/PD-L1 单抗为主流药物。美国食品药品监督管理局（FDA）已经通过的此类药物多达五种，在疗效方面取得了一些令人惊喜的结果。比如，去年美国肿瘤年会（ASCO）上展示的数据显示：在 PD-L1 单抗药物 Durvalumab 的临床试验中，患者平均总生存期可达到 18.2 个月，大约是传统化疗（7.4 个月）的 2 倍多。

同时，随着多项肿瘤免疫治疗药物在多线治疗晚期膀胱癌的临床试验数据的公布，患者的生存改善时间将被不断刷新。效果好、毒性小的肿瘤免疫治疗，正在被越来越多的医生和患者认同，并延续膀胱癌患者生命。

（姜帅）

无痛血尿要警惕，膀胱肿瘤是"黑手"

不少人对小便带血（尤其是不痛的）不够重视，以为是夏天尿路感染所致。还有人出现血尿后，过段时间会自行消失，于是松了口气，以为已经痊愈。殊不知，无痛性肉眼血尿是膀胱肿瘤的特有警讯，有不少反复发作的无痛血尿是膀胱癌所致。

说说膀胱癌

膀胱癌是指发生在膀胱黏膜上的恶性肿瘤，它是泌尿系统最常见的恶性肿瘤，发病率居我国泌尿系统恶性肿瘤之首，而在西方其发病率仅次于前列腺癌。

非肌层浸润性膀胱癌

在目前的膀胱癌病例中，约 3/4 为非肌层浸润性膀胱癌（癌症没有入侵到膀胱肌层），这种浅表性癌症虽然发生远处转移的风险低，但治疗后复发率较高，50%~80% 的患者在治疗后会再次复发。

治疗方法：通过膀胱内镜手术，身上没有刀口，经尿道将膀胱肿瘤切除，并视情况术后配合辅助性局部药物灌注治疗。目前已常规应用激光进行肿瘤切除，有效避免了术中膀胱穿孔的危险。

肌层浸润性膀胱癌

剩下的 1/4 为肌层浸润性膀胱癌，即肿瘤已经侵犯到膀胱肌肉层或更深，预后相对较差。

治疗方法：全膀胱切除术，早期进行全膀胱切除对肿瘤的控制效果最好。

有些患者对施行"膀胱切除术"心有顾虑，怕影响日后生活质量，迟迟下不了决心。但国内外调查数据显示，患者在切除膀胱后辅以"尿路改道手术"或重建膀胱，对生活质量影响不大。术后配备的导尿设备轻巧隐蔽，而且体内导出的尿液清洁无异味，患者只要隔段时间去洗手间放掉尿液即可，并不妨碍日常生活。

无痛性血尿和膀胱癌密切相关

血尿的原因有很多，尿路感染、结石、肿瘤、先天性畸形等疾病均有可能引起血尿。一旦发现小便带血，应及时到医院检查。

膀胱肿瘤绝大多数发生在膀胱黏膜上皮，生长较快，容易出现表面破溃、出血，因此，膀胱肿瘤最常见的症状是没有任何感觉的、肉眼可以看到的血尿。这是膀胱肿瘤独特的排尿异常信号，几乎每个膀胱肿瘤患者都会出现，约85%的膀胱肿瘤患者因此而就诊。

无痛性血尿

即血尿间歇出现，可自行停止或减轻，两次血尿可间隔数天或数月，甚至超过半年，容易造成血尿已治愈的错觉。

少数膀胱肿瘤患者可以没有肉眼血尿，而仅表现为镜下血尿；另外，患者肉眼血尿自行停止后也可能有镜下血尿。

一旦出现无痛性血尿，或长期无法治愈的"膀胱炎"，应高度警惕膀胱癌的可能，应及时去医院泌尿科进行相关筛查。

（1）超声检查：可发现较大的如直径在1厘米以上的膀胱肿瘤。

（2）膀胱镜：在局部麻醉下，内视镜经由尿道进入膀胱进行检查。在膀胱镜下，可看出肿瘤的形态、大小、位置、数目及膀胱的变化、病变程度等，并可以同时做活检送病理检验，进一步确定诊断。

目前，已基本摒弃了让患者感到极度不适的硬性膀胱镜，而改用纤维电子膀胱镜（软性膀胱镜）。膀胱软镜纤细柔软，大大减少了患者痛苦及对尿道的损伤，而且比普通硬镜观察区域更大，图像也更清晰。

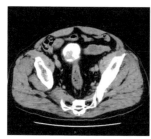 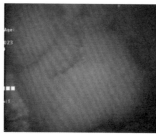 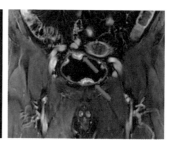

（1）CTU 提示膀胱多发 MT；（2）膀胱镜提示膀胱多发 MT；（3）MRI 提示膀胱多发 MT。

图 22　超声检查

（姜帅）

意不意外？膀胱癌患者也有治疗优势

肿瘤免疫治疗的作用机制是通过加强免疫系统对肿瘤细胞的识别与杀伤能力，来防止肿瘤细胞的进展，从而有效延长晚期膀胱癌患者的生存期。

要告诉大家一个好消息：相比其他癌症患者，膀胱癌患者在肿瘤免疫治疗方面"天生自带优势"。

我们知道，正常人体的免疫系统不仅能够识别肿瘤细胞，而且可以及时清理异常细胞。但是癌症患者的免疫系统出现了异常，不仅识别不了异常细胞，而且自己还会被肿瘤细胞"反噬"。因此，恢复免疫系统识别异常细胞的能力很重要。

想要识别，要先找到肿瘤细胞区分于正常细胞的标志。人体中肿瘤突变负荷（tumor mutation burden，简称 TMB）就是一个生物标志物。

肿瘤突变负荷，通俗讲就是肿瘤基因突变的密度，当肿瘤基因突变的密度越高时，肿瘤细胞与正常细胞差别也就越大，这时肿瘤细胞即便"穿上小马甲"，也很难逃脱免疫系统的"透视眼"。较之其他癌症，膀胱癌突变的基因较多，因而理论上肿瘤免疫治疗的效果也相对较好。

免疫治疗应用于晚期膀胱癌并非新事物，比如大家熟悉的用来预防肺结核的卡介苗（BCG），家里的新生儿都接种过。

在膀胱癌的治疗中，临床上会使用卡介苗灌注治疗来降低术后复发率，其实这也属于肿瘤免疫治疗，而且20世纪就已经在膀胱癌领域得到成功应用。

目前，多家跨国药企和中国本土药企都在研发和上市肿瘤免疫治疗药物，以PD-1/PD-L1单抗为主流。相信药物上市之后，会有更多的膀胱癌患者能够从中受益。

（姜帅）

遇到血尿要警惕，莫要遗漏膀胱癌

一天，在外资公司工作的张先生晚上回到家突然出现了血尿，他以为自己得了尿路感染，第二天请假到医院进行了检查。经过仔细的问诊及检查，医生发现张先生得的并不是尿路感染，而是膀胱里长了一个 1 厘米的肿瘤。这让张先生及家人大吃一惊，赶紧在医生安排下进行了手术。

血尿的原因多种多样，尿路感染、结石、肿瘤、先天性畸形等疾病均可能引起血尿。有经验的泌尿科医生碰到类似的患者，会根据患者的情况进行个性化的进一步检查，以免遗漏重大的疾病，特别是膀胱肿瘤。

膀胱肿瘤绝大多数发生在膀胱黏膜上皮，生长较快，容易出现表面破溃、出血，因此，膀胱肿瘤最常见的症状是没有任何感觉的、肉眼可以看到的血尿。这是膀胱肿瘤独特的排尿异常信号，几乎每个膀胱肿瘤患者都会出现，约85%的膀胱肿瘤患者因此而就诊。与其他疾病所致的血尿相比，膀胱肿瘤的血尿有两个特点：一是无痛性，即在发生血尿时，患者无任何疼痛及其他不适症状，医学上称为"无痛性血尿"。这与肾、输尿管结石有血尿伴疼痛不同，也与膀胱炎所致的血尿伴尿频、尿急、尿痛不一样。但是，若癌肿坏死、溃疡和合并感染时，可出现尿频、尿急、尿痛等膀胱刺激症状。二是间歇性，即血尿间歇出现，可自行停止或减轻，两次血尿可间隔数天或数月，甚至半年，容易造成血尿已治愈的错觉。因此，出现无痛性血尿的患者，或长期无法治愈的"膀胱炎"患者应及时去医院，进行B超、尿液脱落细胞检查或膀胱镜检查。少数膀胱肿瘤患者可以没有肉眼血尿，而仅表现为镜下血尿。另外，患者肉眼血尿自行停止后也会有镜下血尿。因此，为了早期发现膀胱肿瘤，须关注血尿。对于年龄在60岁左右的患者，如果有吸烟及其他明显的诱发因素，应劝其尽早进行膀胱镜检查。

因此，大家如果遇到血尿的情况，特别是无痛性的血尿，要特别当心，应及时到医院的泌尿科就诊，在医生的指导下进行认真的检查。

（姜帅）

处方笺

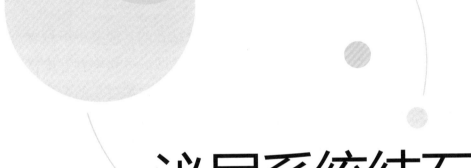

泌尿系统结石

热点问题

医师：＿＿＿＿＿＿＿＿＿＿＿＿

临床名医的心血之作……

菠菜和豆腐一起吃会得肾结石？

　　菠菜和豆腐一起吃是不会导致出现肾结石的。菠菜中虽然含有比较多的草酸，但是焯水以后会减少很多草酸。豆腐中含有丰富的蛋白质和矿物质钙，将这两种食物放在一起吃，焯过水的菠菜余下的草酸和豆腐中的钙在锅里就形成了草酸钙，这样吃下去以后就会和正常的食物一样，消化不了的直接就随着粪便排出了。

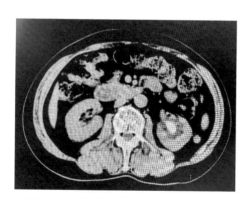

图23　左肾结石（CTU：左肾结石，左肾尿路积水伴少许渗出）

　　肾脏，外观长得像一对扁豆，通过生成尿液清除体内的代谢废物和毒物，重吸收水分和有用物质，从而维持人体的平衡。肾脏还会分泌很多有用的激素，维持新陈代谢的正常进行。而泌尿系统结石可导致尿液排出通道受阻，致使肾脏清除体内废物、毒物的能力下降，因此有泌尿系统结石时，应及时就医，避免肾功能受到不可逆的损害。

（齐璐璐　冯颖　支闻沁）

补钙会加重肾结石？

导致肾结石的原因有很多，如尿路畸形、尿路梗阻、尿液过度碱化或尿中草酸过多，以及机体缺钙导致骨钙通过尿排出过多等。当然，过多补钙或应用活性维生素 D 也可导致肾结石。需要强调的是，肾结石患者应注意以下几方面：①查找"肾结石"原因，如甲状旁腺功能亢进症、尿路畸形、肾小管酸中毒等；②监测血钙；③监测尿钙与尿 pH 值；④区别不同情况，个体化补钙。

骨头，它默默无闻却又坚硬无比，是整个身体的顶梁柱，支撑起整个人体的重量。因此，不能因为肾结石而刻意不补钙。在患有肾结石且有补钙需求时，应及时就诊，听从医生的建议，以确定是否适合补钙及权衡利弊。

（齐璐璐　冯颖　纪颖）

这种病越"沉默"越可怕

肾结石是一种很常见的泌尿系统疾病，它是尿路结石的一种。之所以会出现肾结石，主要是因为尿液中晶体物质浓度升高而形成了一些结晶体，这些结晶体在肾脏局部生长聚集之后最终形成结石。临床上根据结石成分的不同，大致分为草酸钙结石、磷酸钙结石、尿酸（尿酸盐）结石、磷酸铵镁结石、胱氨酸结石及嘌呤结石六类，大多数结石混合两种或两种以上的成分。

由于肾结石形成的机制比较复杂，至今尚未完全弄清楚，可能与过量补钙、高血压、糖尿病肥胖、喝水太少等因素有关。特别是像司机、警察、飞行员等职业群体，由于工作中活动较少，再加上刻意少饮水的话，长此以往就会导致结石发生。

另外，在日常的生活之中，很多人对肾结石这种疾病还不太了解，不知道它是什么原因造成的，也不知道应该去医院的哪个科室进行治疗，以为是肾脏问题就去看了肾内科，其实肾结石属于泌尿外科诊治的范畴。

在很多人印象中，得了肾结石就会出现腰痛症状。确实，当结石进入肾盂输尿管连接部或输尿管时，为了促使结石排出，输尿管会发生剧烈蠕动，患者就会出现腰痛，严重时可出现肾绞痛。这种急性肾绞痛的疼痛程度是很强烈的，患者会感觉腰部如被刀割一般，甚至疼得满地打滚。

但在大多数情况下，肾结石患者是没有明显症状的，可能偶尔会有些疼痛，但往往会被大家认为是劳累过度引起的症状；或者有些患者长时间的疼痛慢慢变成钝痛，就是一种隐隐的痛，部分患者出现耐受，因此肾结石常常会被忽视，没能得到及时治疗。像这种不痛的结石，其实才是最可怕的，因为不痛不代表不需要干预，结石会悄悄地在输尿管上筑起了"水坝"，堵塞输尿管，对肾功能造成很大伤害。同时，如果一侧肾脏有了结石，另一侧出现结石的概率也会大大增加。若不及时处理，很可能就会发展为尿毒症。

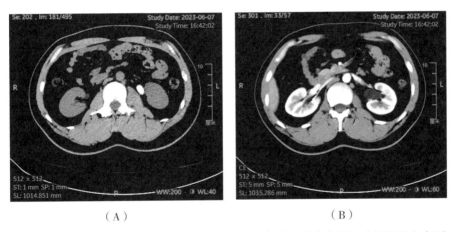

（A）　　　　　　　　　　（B）

图24　输尿管结石，CTU：左输尿管上段结石（A）；伴左肾盂轻度扩张积水（B）

肾结石被称为"沉默的肾脏杀手"，所以结石引发的疼痛是一种报警信号，一定要加以重视。应尽快去正规医疗机构进行诊治，以免耽误病情，造成更加严重的后果。即使是经过专业医生评估过暂时不需要处理的结石，也应该至少每年复查一次B超以及尿液分析，观察结石的位置是否有变化，看看它是否长大了，有没有造成泌尿系统感染或者梗阻等。

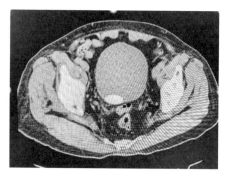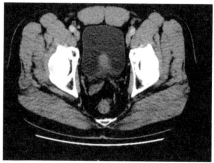

图 25　膀胱结石，CTU：膀胱充盈良好，膀胱后侧壁见
1.8 厘米致密影，膀胱壁未见局限性增厚

（郭剑明）

"光"与"石"的激情碰撞

　　星战迷们应该对星球大战中的激光剑印象深刻，绝地大师们使用五颜六色的激光剑出神入化、削铁如泥，打败了许多敌人。虽然剧中的激光剑是虚构的，但是现实生活中，治疗泌尿系结石也有一把类似激光剑的武器——泌尿系结石激光碎石系统，也就是我们平常所说的"激光碎石"。其实，激光最早应用于工业领域，由于它具有高能量、聚焦佳、切割效率高等优点，工业上常常用激光进行精密塑性。而泌尿外科专家也看中了激光这些优点，并拿来尝试处理泌尿系结石。泌尿外科医生使用一根非常细的光纤，把体外激光发生器产生的激光引导到人体内，通过输尿管镜、肾镜建立好通道之后，用镜体接近结石，然后用激光对准结石进行碎石打击。激光经过光纤将激光束能量打到结石表面，激光能量瞬间转化为机械冲击波粉碎结石。通过调整激光的脉冲频率和脉冲功率，医生可以把比较大的结石打成小块，甚至可以完全做到粉末化，把结石打成像漫天雪片或雾霾一样的形式，打成非常小的结石之后，患者就可以将结石残片自行排出。

　　目前用于体内的激光碎石设备主要包括钕－钇铝石榴石（Nd:YAG）激光器和钬－钇铝石榴石（Ho:YAG）激光器。其中最常用的是

Ho:YAG 激光，又称"钬激光"，钬激光波长 2.1 微米，是脉冲式激光。钬激光产生的能量可使光纤头端与结石之间的水汽化，形成微小的空泡，并将能量传至结石，使结石粉碎成粉末状，而结石周围的水则吸收了大量的能量，从而减少了对周围组织的损伤。同时钬激光对人体组织的穿透深度很浅，仅为 0.4 毫米，因此在碎石时可以做到对周围组织损伤最小，安全性极高。另外，钬激光的光纤可以弯曲，所以不仅可以通过硬性的输尿管镜导入光纤，也可以通过软性输尿管镜导入光纤进行碎石。使用不同材质的输尿管镜和肾镜，钬激光可以对肾、输尿管任何部位的结石进行有效碎石。只需数秒钟就会把一块结石击碎，并通过激光排石通道，排出结石，平均碎石时间不会超过半个小时，患者的住院时间不超过 3 天就可以彻底治愈，治疗效果非常好。此外，采用钬激光治疗膀胱结石更是易如反掌，只需通过膀胱镜的工作通道将钬激光光纤引入，然后发射激光，数秒钟后结石就会被击碎并通过尿道排出，既安全又省时。

钬激光的应用，使泌尿系结石的治疗迈上了一个新台阶。目前临床上最新研发的应用脉冲调制系统即所谓的"摩西技术钬激光"，具有碎石效率更高的特点。普通钬激光激发时只产生单一脉冲，能量传导到结石之前会被水吸收较多的能量；而摩西技术钬激光则先后产生连续作用的两种不同脉冲，第一个较低能量的脉冲，与普通钬激光类似，产生微蒸汽泡，分开光纤头端周围的水，形成与结石之间水密度较低的"隧道"，即所谓的"摩西效应"；第二个更高能量的脉冲通过此"隧道"传递到结石表面，这样就大大减少了水吸收导致的能量损失，并且可以在更远距离以非接触模式产生碎石作用。同时，摩西效应产生的"隧道"形成相对的低压力区，对结石有"回吸"作用，可以减少结石的位移。

腔内镜下钬激光碎石单次成功率在 95% 以上，治疗膀胱结石可达 100%。最新用于治疗泌尿系结石的铥光纤激光（Thulium fiber laser, TFL)不同于钬激光和常用于肿瘤及前列腺领域的铥固态激光（Thulium: YAG laser），波长 1940 纳米，可以在更低脉冲能量和更高脉冲频率、更长脉宽设置下产生更好的粉末化碎石效果，被认为是可以替代钬激光作为新一代碎石激光的"金标准"。

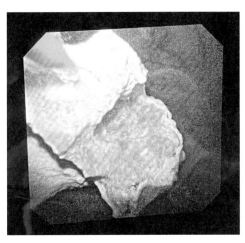

图 26　输尿管镜下钬激光碎石

由此可见，激光对任何部位、任何成分的尿路结石，都能以其特有的高效碎石方式使之化成粉末，是治疗尿路结石高效、安全、低耗、省时且不良反应极低的"新式武器"。

（胡波）

No. 1656810

处方笺

排尿功能障碍

热点问题

医师：_____

临床名医的心血之作……

前列腺炎

这个难言之疾，
让 50% 的男性遭遇过困扰

什么是前列腺炎？

前列腺炎是由于感染或 / 和非感染因素引起的，以骨盆区疼痛不适、伴或不伴有排尿异常为主要临床表现的一组症候群。

对于前列腺炎，美国国立卫生研究院（National Institutes of Health，NIH）提出采用一种用于标准化定义和便于研究的分类方法，根据病因和病程不同，将前列腺炎分为四大类：Ⅰ型急性细菌性前列腺炎、Ⅱ型慢性细菌性前列腺炎、Ⅲ型慢性前列腺炎 / 慢性盆腔疼痛综合征（CP/CPPS）、Ⅳ型无症状性前列腺炎。这是目前公认的前列腺炎综合征分类系统。

表 10　前列腺炎分型（美国国立卫生研究院分型）

Ⅰ型	急性细菌性前列腺炎
Ⅱ型	慢性细菌性前列腺炎
Ⅲ型	慢性前列腺炎 / 慢性盆腔疼痛综合征（CP/CPPS）
Ⅳ型	无症状性前列腺炎

有研究显示，约有 50% 男性在一生中约经过前列腺炎相关症状

的困境，尤以Ⅲ型慢性前列腺炎 / 慢性盆腔疼痛综合征最多见，约占 95% 以上。

CP/CPPS 是啥？

慢性前列腺炎 / 慢性盆腔疼痛综合征，又称为 CP/CPPS（Chronic Prostatitis/Chronic Pelvic Pain Syndrome），是一种与细菌感染无关，却与自身免疫相关的前列腺炎类型。通常定义为无其他可识别病因的情况下，前 6 个月内至少 3 个月存在慢性、反复骨盆区域疼痛或不适（包括会阴、下腹部、睾丸、阴茎处和射精时），并可能伴有不同程度的排尿症状和性功能障碍，严重影响患者的生活质量。

哪些是 CP/CPPS 的高危因素呢？

到目前为止，CP/CPPS 的病因尚无定论，但有证据显示以下因素可能与其发生关系密切：

（1）大量饮酒和过量食用辛辣、油腻刺激食物。过量酒精和辛辣刺激，可使前列腺局部受损和充血，同时，湿热内生进一步导致前列腺功能障碍，增加 CP/CPPS 发生风险。

（2）盆腔及会阴部长期受压。因工作、生活等原因久坐、长期伏案，会使盆腔压力增加、静脉回流障碍，导致前列腺淤血，使得毒素物质损伤前列腺；同时，长期骑行还可能引起会阴部组织损伤，造成局部炎症，引起 CP/CPPS。

（3）性生活不规律。过多的性生活常使前列腺持续充血，得不到休息，诱发水肿和炎症；而过少的性生活或是禁欲，可导致大量前列腺液淤积在前列腺小管中，无法排出，同样增加了 CP/CPPS 的发生率。

（4）其他因素。自身免疫状态的改变、经常憋尿引起的尿液反流，甚至身心状态的改变也可能与 CP/CPPS 的发生有一定关系。

如何判断自己是否患了 CP/CPPS 呢?

当自己感觉出现了上述不适,同时,也有这些危险因素的经历,就提示可能患上了 CP/CPPS。

评估时需要进行腹部检查,来排除其他可能疾病,如疝气、睾丸肿块和痔等。此外,所有疑似前列腺炎的患者都应行尿液分析,或尿液培养以排除尿路感染。同时,必要时完成睾丸超声(排除睾丸炎、附睾炎)、血液 PSA 检测(45 岁以上排除前列腺肿瘤)。

如需明确是否需要使用抗生素,则需进行一项检查——前列腺液检查。这项检查常需被检查者与医生进行较好的配合才能顺利完成,这里为大家介绍一下注意事项:

患者:弯腰站立,抬高臀部;深呼吸,并放松肛门;有小便的感觉,用玻璃片接住;擦拭清洁尿道口和肛门口。

医生:直视肛门,并检查有无异常;食指全面检查前列腺,并进行按压;协助患者完成标本采集;标本标注。

前列腺按摩时,前列腺通常无压痛,但偶尔可存在轻度压痛;重度压痛提示急性前列腺炎。前列腺按摩获得的前列腺液可直接用于检测,并由医生判断是否患有 CP/CPPS 及严重程度。

CP/CPPS 有哪些危害呢?

1. 心理负担

由于我国男性性格腼腆,加上某些媒体的不准确报道,让很多人误以为 CP/CPPS 是性传播疾病,造成心理恐慌;同时,CP/CPPS 治疗周期较长且易反复,让患者在承受身体不适的情况下,还要担心疾病能不能康复,徒增烦恼,并背负着很重的心理负担。其实不然,大家应知道 CP/CPPS 与感染因素无关,自然不会传染。另外,只要接受规律的治疗并配合生活习惯的改变,CP/CPPS 绝非"不治之症"。

2. 可能影响性生活质量

CP/CPPS 患者长期忍受下腹部不适和（或）疼痛，担心自己性功能可能受到负面影响，部分患者又害怕可能传染性伴侣，造成心因性性欲低下和性功能减退。同时，CP/CPPS 可能引起炎症介质水平升高，引起性敏感升高，造成性生活时间缩短，甚至早泄的可能。需要注意的是，这些改变通常不是器质性的，心理状态和生活习惯的调整都有助于性功能的恢复。

3. 可能影响生育力

前列腺液是精液的重要组成部分，CP/CPPS 可刺激产生过量前列腺液，但其中酶的活性和营养却反而减少，造成精液稀释、液化时间延长、精子活力降低等情况。虽然 CP/CPPS 可能造成生育力的下降，却很少引起不育，应告知患者，避免引起恐惧，影响治疗。

如何预防或治疗 CP/CPPS 呢？

CP/CPPS 病因不明，且与病原体感染无关，在正规医院确诊后，生活习惯的改善则是让你的前列腺"时刻在线"的关键所在。

（1）进食新鲜蔬菜，减少辛辣、油腻食物和酒精的摄入，改善机体代谢状态，减少局部刺激，提高前列腺功能。

（2）摄入富含维生素 C 的水果，可以改善炎症刺激引起的氧化状态，修复细胞损伤，恢复受损细胞的结构和功能。

（3）温水坐浴和定期前列腺按摩（规律性生活），可帮助前列腺液自前列腺小管中排出，通畅前列腺小管，使得前列腺的分泌和排出保持平衡，维持前列腺正常功能。

（4）积极有氧运动有助于改善全身血液循环状态，促进盆腔血液回流，减少静脉淤血和局部毒素堆积，保护前列腺免受损害。

（5）保持良好的心态，不仅有助于医患更好地配合，也对前列腺功能和社会活动的恢复有积极意义。

（6）治疗方面，目前有多种药物疗法和非药物疗法可治疗CP/CPPS，但目前并没有被普遍接受的治疗方案。α受体阻滞剂是治疗CP/CPPS的主要一线药物，必要时可以联合应用抗生素。对于某些CP/CPPS患者，还可进行理疗、心理支持和其他治疗。

记得，出现不适，请到正规医院门诊就诊！

（胡超）

正确守护男性"特区"——前列腺

"前列腺"一词人们并不陌生，但很多人却对前列腺生长的部位，是什么样的器官，为什么易生病，几乎完全不知。前列腺是男性的"特区"，其相关知识必须普及。

男性身体的生命"腺"

前列腺是男性身体中最大的附属性腺。它深藏于骨盆腔内，围绕后尿道而生长，紧挨着膀胱颈，犹如列兵守护在膀胱出口，故得名前列腺。医生戴上医用手套，用手指伸入患者的肛门，在直肠前壁可以扪及前列腺。正常的前列腺形似栗子，底部朝上，尖端向下，底部中间稍凹陷，呈浅沟状，表面光滑，富有弹性，大小为3.5厘米×2.5厘米×2.5厘米，重量约20克。青春期后前列腺随年龄增长而悄悄"长大"，40岁以后加快"发福"，至60岁时50%的男性前列腺组织增生。前列腺腺体虽小，但其中有两个管道通过，即尿道和射精管。前列腺的主要功能是分泌前列腺液，性冲动时前列腺和精囊的平滑肌会收缩协助腺体分泌，并将分泌物通过腺体导管排出。前列腺液参与构成精液，与精子的生存、激活以及促进受精卵形成等密切相关。前列腺又是男性雄激素转化的"加工厂"，其代谢作用可以使男性体内的睾酮转化为具有更大活性的双氢睾酮，而双氢睾酮增多会导致前列腺增生。

前列腺会发生的疾病

前列腺炎、前列腺增生和前列腺癌通常是前列腺容易发生的三大疾病，它们是完全不同的疾病，且三者之间没有必然的关联。前列腺炎主要发生在中青年男性，分急性和慢性。急性炎症时，起病急，来势凶，大肠杆菌常是引起此病的"罪魁祸首"。酗酒、受寒、久坐、性交过度等是其发病的诱因。慢性炎症时，起病较慢，病程迁延，往往找不到引起此病的"元凶"，大多与前列腺受到经常性充血等因素有关。症状以排尿异常为主，如尿频、尿急或尿痛，程度各不相同。前列腺增生和前列腺癌大多数发生于60岁以上男性，起初可无症状，以后出现排尿障碍症状，由轻至重，甚至出现尿潴留。有的还可以发生肾积水和氮质血症。然而，前列腺癌并无本身特异的症状。前列腺三大疾病的病变部位和性质是各不相同的，癌病变主要在前列腺结构的外周带，是腺细胞的恶性病变；增生病变在前列腺的移行带和中央带，主要是前列腺间质增生，由于其增生而压迫后尿道，造成排尿障碍；而前列腺炎多数由病原体感染引起。总之，几乎每一个男性一生中都会遇到前列腺的麻烦，应去正规医院的泌尿外科和男科进行诊断和治疗，以免延误病情。

走出误区，养护前列腺

在男性老年人中前列腺增生很常见，这是一种缓慢进展的老年慢性病，与高血压、糖尿病一样，也是可防可治的。若及早发现，选择合适的药物治疗将会延缓疾病进展，降低并发症，减少手术风险。但是，患者需要走出以下误区：①老年人出现尿频、尿急等下尿路症状是自然的生理现象；②感觉排尿不对劲，不好意思与人交流；③自认为症状不严重，不引起重视；④与卒中、冠心病比较，认为前列腺疾病不是什么危急重症；⑤服药后症状得到改善，自认为可以停药；⑥因为直肠指检稍有不适感，体检时故意躲避。因此，当老年男性出现下尿路症状时，需要及早去医院诊治，避免出现疾病进展和手术风险。同时，就诊时医生常会检查血清前列腺特异性抗原（PSA），以筛查前列腺癌。

男性在生活中需注意以下几方面：

①饮食结构合理，主食粗细搭配，菜肴荤素兼有，尽量少食辛辣刺激性食品，避免性器官充血，以及便秘、痔疮发作，加重排尿障碍；②戒烟限酒，特别是白酒，因为饮酒会使前列腺及膀胱颈充血水肿，易诱发排尿困难，甚至发生尿潴留；③注意防寒，预防感冒和上呼吸道感染等，受寒会使疾病加重；④勿憋尿，憋尿易造成膀胱过度充盈，逼尿肌张力减弱，可诱发尿潴留；⑤勿房事过度，以免引起前列腺充血，造成排尿困难；⑥参加合适的体育运动如走步、游泳等，增强肛提肌张力，防止排尿障碍。

（王国民）

前列腺增生

尿潴留是怎么回事？
春节遇上寒潮，老年男性千万要当心

每年冬季，老年人心脑血管疾病发生意外情况骤然增加，这已众所周知。然而，男性老年人发生急性尿潴留而急诊的患者也明显增加，特别是在寒潮来袭的日子里。这是什么原因呢？它跟季节、天气有关吗？如果发生急性尿潴留，应该怎么办？如何预防？

前列腺增生是祸根

前列腺由腺性部分和间质两部分组成。腺性部分为腺泡和导管，间质为前列腺前括约肌、肌纤维间质和前列腺被膜。其中间质占前列腺总体积的 25%~30%，主要分布在尿道的腹侧，平滑肌多分布在尿道周围，致密而交叉排列，神经、血管走行其中。

一般来说，老年人由于机体趋于老化，整体水平上组织和细胞再生能力下降，表现为器官组织的实质细胞减少，体积缩小。但是，前列腺却表现为腺体上皮细胞呈萎缩，而间质部分呈结节状增生，体积增大。这正是前列腺组织的特殊性，它与前列腺为一种激素敏感和依赖器官相关。男性老年人，雄激素水平逐渐下降，内分泌出现失调，前列腺组织内萎缩和增生并存，呈体积增大变化。由此可见，前列腺增生主要是间质部分增大，聚集丰富的平滑肌、神经和血管等，当某些诱因导致这些肌纤维变化如充血水肿，就会影响尿液排出的顺畅程度，甚至造成尿路梗阻。

身体内血液分布状态不是恒定不变的，而是受各种因素影响，比如季节气温变化、环境温差变化、运动、食物、饮酒等。夏天，人体皮肤里丰富的血管处于扩张状态，充满大量血液，而内脏器官里的血液相对减少；冬天，特别是严寒的日子里，由于冷的刺激，人体皮肤血管广泛收缩，将大量血液赶到内脏器官，血液重新分布，包括前列腺内血液增加，容易引起前列腺充血水肿。这对前列腺增生而言，无疑是雪上加霜，前列腺更加"发福"，将后尿道挤压，尿液没有了出路，只能大量"囤积"在膀胱内，严重时就发生急性尿潴留。

发病了怎么办？

临床观察显示，冬天里前列腺增生患者的症状会有所加重，比如每日晚上起床小便次数增加，更容易出现排尿不畅和困难，虽然在服药治疗，药物效果却不如昔日。

寒潮来袭时，气温呈现"冷冻""速冻"的急剧变化，有些患者感觉症状加重，出现排尿费力、尿流变细，白天尿意频繁，夜间排尿次数增多。当排尿滴沥不尽，甚至突然一滴尿也排不出来时，这种状况医学上称为"急性尿潴留"。

此时患者非但不能小便，感觉小腹部胀而难忍，且小腹部膨隆越来越明显，如拳头大小或更大。一旦发生急性尿潴留，患者和家属可以做几件事：让患者镇静下来，切不可慌张和焦虑，否则尿液越发不能排出；用热毛巾热敷患者的下腹部，可以轻轻地按摩膀胱区域，有时会使尿液排出；将水龙头打开，让患者试着听流水声或滴水声，尤其水滴在水盆里的声音，可以引起排尿性条件反射，常会使尿液排出。

如果上述方法都无济于事，需要马上去医院看泌尿外科急诊。通常医生会询问病史并给患者做体格检查，进行导尿术，这是简便而常用的方法。如果插导尿管不成功，则采用粗针头进行耻骨上膀胱穿刺吸出尿液，可暂时缓解患者的痛苦。也可在局麻下或超声引导下进行膀胱穿刺造瘘，持续引流尿液。

须注意，无论采用哪一种方法，起初的尿液引流，应间歇缓慢地放出尿液，不可以快速一次排空膀胱，以免由于膀胱内压力骤然降低而引起膀胱大出血。一般情况下，保留尿导管大约1周或以上，同时应接受针对前列腺增生的药物治疗。

预防当治祸根

既然男性老年人发生急性尿潴留的"祸根"主要是前列腺增生，那么预防措施还要从治疗前列腺增生着手。治疗药物主要有三类：即 $\alpha 1-$ 受体阻滞剂、$5\alpha-$ 还原酶抑制剂和植物制剂（中药）。$\alpha 1-$ 受体阻滞剂起效较快，服用后数小时至数天会有效改善排尿症状；而 $5\alpha-$ 还原酶抑制剂的起效相对较慢，使用 6~12 个月后获得最大疗效。这两种药不属同一类型，有各自的作用靶标，若联合使用常可提高药效。如果排尿症状改善，则说明用药有效；反之，须考虑是否存在非前列腺增生引起排尿障碍的疾病，比如帕金森病、糖尿病、中风等。前列腺增生的症状会有波动，时好时坏，可以在医生指导下停药或调整用药。但是，需要指出的是，在冬天，尤其寒潮来袭的时候，切勿随便停药。

此外，冷的刺激是前列腺增生症状加重的诱发因素，所以冬天里患者要格外注意身体保暖，着装和坐垫要暖和，特别是身体下半身别受寒。避免长时间户外活动和体育锻炼，预防感冒和上呼吸道感染等。

同时，改变不良的生活方式，不可酗酒或长期多量饮酒，尤其是白酒。即使一次不适量饮用白酒也会使前列腺及膀胱颈严重充血水肿，从而导致前列腺增生的症状加重；若充血经久不退，无疑也是造成急性尿潴留的重要诱因。勿憋尿，憋尿易造成膀胱过度充盈，膀胱逼尿肌张力减退，也可诱发急性尿潴留。

还可参加适合老年人的体育活动，如徒步、游泳、提肛训练等，以增强肛提肌张力，防止排尿障碍。

春节时，亲朋欢聚畅饮。由于天气寒冷和饮酒的因素叠加，春节期间是急性尿潴留好发时段，医院急诊插导尿管患者明显增加，有时上医院都难解燃眉之急，故请君早一点预防更妥。

（王国民）

尿道也能放支架?

霍先生被前列腺增生困扰已经 3 年多,因为病情加重,发生多次急性尿潴留,先后 3 次留置导尿管治疗。长期的排尿困难和感染,让霍先生痛苦不堪。霍先生来到中山医院泌尿外科就诊,希望能得到彻底的治疗。泌尿外科团队经过认真的术前讨论,明确患者符合两次以上发生尿潴留即需手术治疗的指征,并决定行前列腺支架植入手术治疗。

通过膀胱软镜检查,医生发现霍先生前列腺明显增生,前列腺部尿道狭窄梗阻。在反复精确测量前列腺部尿道长度后,一枚量身定做的支架被植入前列腺部尿道内,整个手术过程约为 20 分钟。霍先生术后 2 小时就已第一次顺畅排尿。

以往对于此类患者的手术治疗,需要切除部分或全部前列腺组织,存在一定的手术风险,特别是高龄、身体健康状况较差的患者。而对于有脑梗病史、曾经放置过血管支架或进行过心脏手术治疗等情况的患者,术前必须停用长期服用的抗凝药物,客观上增加了相关疾病复发加重的风险。对于年轻患者,术后可能出现的尿失禁、出血、性功能障碍等也会对生活质量造成影响。

手术运用的膀胱软镜下 Memokath 镍钛合金支架由螺旋形单丝

构成，温水下膨胀塑形固定，冷水下变软成一根细丝可轻易抽出，组织细胞不会长入支架造成粘连和再梗阻。膀胱软镜下前列腺支架置入手术极微创、无出血，不仅有效避免了上述并发症的发生，而且患者恢复快，效果立竿见影。

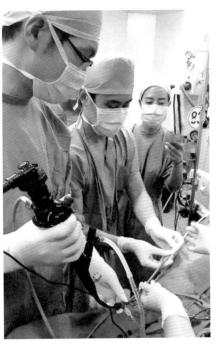

图27　2016年上海首例膀胱软镜下
前列腺支架置入手术

前列腺增生是老年男子常见疾病之一，进行性排尿困难为该病的显著特点。虽然它是前列腺的一种良性病变，但是如不及时治疗，会严重影响生活质量，并且慢性下尿路梗阻可致肾功能衰竭而威胁生命。随着人口老龄化的加剧，前列腺增生的发病人群不断增多，手术治疗是彻底解决问题的途径。前列腺支架置入手术的开展和推广，在大大降低了手术风险和并发症发生概率的基础上，拓宽了手术适应人群的范围，特别适用于高龄、身体状况不耐受普通手术以及年轻患者的治疗。

（郭剑明）

冬日排尿困难？原来 TA 也"怕冷"

在冬日，除了常见的呼吸系统和心血管疾病外，还有一些疾病如前列腺疾病、急性尿潴留也可以因气温骤降而发作。医院急诊室里前列腺增生患者插导尿管的情况明显增加，其中不少患者不得不留置尿管、挂集尿袋，给患者及家属带来诸多不便，严重影响了患者的生活质量。

冬季人体受寒冷刺激，皮肤血管广泛收缩，将大量血液赶到内脏器官，包括前列腺内血液增加，易引起前列腺充血水肿。这时，对增生的前列腺无疑是雪上加霜，使前列腺更加"发福"，将后尿道挤压，尿液的出路受堵，只能囤积在膀胱内，严重时就发生急性尿潴留。因此，前列腺在冬季也"怕冷"。

很显然，冬日里前列腺增生患者的症状会有所加重，尤其是每日晚上起床小便次数明显增加，出现排尿费力、尿流变细、滴沥的状况更显著。有些患者虽然坚持服药，但是感觉药物的疗效却不如往昔。随着"三九天"的来临，气温呈现"冷冻""速冻"的急骤变化，老年男性尤其是有前列腺增生的患者要加倍呵护前列腺，让前列腺安然过冬。

切勿随意停药

前列腺增生患者常用的治疗药物有三类：即 α1- 受体阻滞剂、5α- 还原酶抑制剂和中药。前两种西药不属于同一类型，有各自的作用靶标，必要时才联合使用。临床上如果服药后下尿路症状减轻，则说明用药有效；反之，须考虑是否同时存在其他的引起排尿障碍的疾病，如帕金森病、糖尿病、卒中等。

格外注意身体保暖

受冷是前列腺增生患者冬日症状加重的诱发因素，所以冬日里患者的着装、鞋袜、坐垫要保暖，特别是身体下半身切勿受寒。有条件的家庭要保持室内温暖。患者应避免长时间户外活动和体育锻炼。保暖可以预防感冒，减少其他药物对前列腺的干扰。多喝水虽然会增加尿量和排尿次数，但有利于前列腺和其他脏器的血液循环。

改变不良的生活习惯

不可酗酒或长期多量饮酒，尤其是白酒。长期饮酒与前列腺增生有关，即使一次不适量饮酒，也会使前列腺及膀胱颈部充血水肿，从而导致下尿路症状出现。充血经久不退，无疑也是造成急性尿潴留的重要诱因。因此，冬日里前列腺增生患者不要靠酒和辛辣食物来取暖。

莫久坐，莫憋尿

冬日里很多人不愿外出，有些老年人更喜欢宅在家里。久坐会使前列腺部位受压，容易造成前列腺血液循环障碍，不少前列腺增生患者久坐后会觉得会阴部很不舒服。有些老年人经常憋尿，憋尿容易造成膀胱过度充盈，膀胱逼尿肌张力减退，而且易诱发尿路感染、急性尿潴留。因此，冬日里应尽量避免久坐，包括需要坐的时间较长的活动，如操作电脑、打牌、搓麻将等。

参加适合的体育活动

冬日里仍应坚持适当的体育活动，如徒步、打太极拳、游泳等，这样可以促进血液循环，有利于提高人体免疫力。经常做提肛训练，也可以增加肛提肌张力，预防排尿障碍。

60 岁以上老年男性大多数都患前列腺增生，冬天气温下降，易引发排尿症状加重，会给患者带来莫大的病痛。基于预防为先的理念，请老年男性早早积极预防，以利安然过冬。

（王国民）

"光"之力，"腺"无忧

激光是 20 世纪以来继半导体、计算机与核能之后，人类的又一重大发明，被人们称为"最快的刀""最高效的光"等。随着人们对激光认识的不断加深与激光技术的不断发展，目前激光已经应用到各行各业之中，并发挥着重要作用。如激光切割、激光测距和激光雷达等高精尖工程都离不开激光的应用。1960 年，激光开始应用于医学领域，经过 60 多年的发展，激光技术被广泛应用于临床诊断和治疗、基础医学研究，目前激光医学已经初步发展成为一门体系较为完整且相对独立的新型交叉学科，在医学科学中发挥着越来越重要的作用。

前列腺疾病的激光治疗是指利用激光的光热效应对前列腺组织产生汽化、切割和凝固作用，从而达到治疗的目的。根据不同的物理特性，激光分为连续激光和脉冲激光。激光对组织的穿透深度是影响前列腺手术效率和安全性最重要的参数，决定了组织的汽化效率和凝固深度。激光手术因其出血少、切割效率高、并发症少、恢复快、安全有效等优势，越来越广泛地应用于前列腺增生的治疗。目前常见的用于临床的激光有钬激光、绿激光、铥激光和半导体激光等。

　　激光治疗前列腺增生的另一个优势是对患者的性功能影响相对较小，比较适合相对年轻对性生活要求较高的前列腺增生患者。患者老张 56 岁，患有前列腺增生病已经 2 年了，一直服用药物治疗，可是最近 1 年排尿困难的症状逐渐加重了，先后也发生过两次排尿不出放置导尿管的情况，医生建议他还是手术治疗最好。但是老张了解到前列腺增生手术后可能会引起勃起功能障碍或者逆行射精等性功能障碍的并发症，一直拖着不愿意手术，他担心手术后出现性功能障碍会影响家庭生活和夫妻感情。

　　阴茎勃起是由神经、内分泌、血管和阴茎海绵体组织精密调节并协调完成的一种复杂的生理过程，几乎涉及全身的各个系统，其中精神和心理因素在勃起过程中也发挥着重要作用。由于前列腺增生的患者几乎都是 50 岁以上的中老年患者，且随着年龄的增长，其勃起功能障碍的患病率和严重程度本身就逐渐增加，加之前列腺增生的各种手术治疗方法均会对患者性功能产生一定的影响，所以前列腺增生患者术后发生性功能障碍的发生率比较高。

　　前列腺增生的手术虽然绝大多数都是微创手术，但较易发生逆行射精、勃起功能异常、射精功能异常、性欲减退等性功能障碍。主要原因是支配阴茎勃起的血管神经丛在紧贴着前列腺与尿道膜部的后外侧，距离仅有数毫米，而阴茎的勃起神经丛在前列腺部则集中在 5 点和 7 点的位置，距离前列腺包膜也仅有数毫米。手术时电流的烧灼、透热或液体外渗引起的勃起神经的损伤，以及过度的切除膀胱颈部腺体组织损伤膀胱颈部内括约肌导致逆行射精的发生。另外，前列腺增生的患者往往会合并有慢性前列腺炎，这就更使增生的腺体与包膜之间粘连紧密，手术时增加了损伤包膜外神经丛的可能。

　　激光的热损伤范围小，因此对前列腺包膜外勃起神经损伤小；另外，激光止血效果好、切割效率高，且多数情况下切割和止血同时完成，避免反复多次止血而造成的前列腺包膜穿孔损伤等，如果采用保留膀胱颈部内括约肌的手术方式，也会大大减少术后逆行射精的发生率。但是激光手术，特别是剜除术后性功能方面最明显的改变是精液量减少，这主要是由于剜除术将绝大部分的腺体组织切除，精液中失去了前列腺液成分所致。

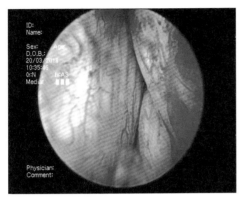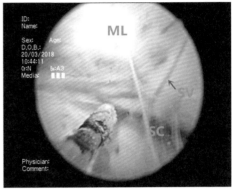

图 28 经尿道前列腺激光剜除

总而言之，前列腺增生的激光手术也会在一定程度上发生勃起功能障碍、逆行射精等性功能障碍，但由于其能量的组织穿透深度浅，对勃起神经的损伤小，因此其对前列腺增生术后患者性功能的影响方面具有一定的优势。有研究报道，铥激光前列腺增生手术对患者术后的性功能影响不大，可作为一种比较合适的方法推荐给相对年轻的、对性功能比较在意的前列腺增生患者。

（章俊）

膀胱过度活动症

膀胱也有多动症？

膀胱是泌尿系统的一个重要器官，主要功能是储存尿液，它的形状、大小、位置和厚度随着尿液充盈程度而异，通常成人的膀胱容量平均为 350~500 毫升。膀胱在储尿期间处于相对静止的状态，尿液不断地去填充膀胱。当它填充到膀胱的最大容量时，就会产生尿意，并将这种感觉传输到大脑。当准备好上厕所时，大脑发出指令，膀胱开始收缩，完成排尿。但是如果膀胱过度收缩，那么就会引发膀胱过度活动症，它是一种慢性疾病且发病率随着年龄的增长而增高，如果不进行及时的治疗，那么就会严重影响日常生活的质量。

膀胱过度活动症是什么呢？

膀胱过度活动症是以尿急为核心症状，常伴有尿频和夜尿症状，可伴或不伴急迫性尿失禁，排除尿路感染或其他明确病理改变的疾病。

膀胱过度活动症是什么原因导致的？

膀胱过度活动症目前还没有明确的发病原因，目前认为有以下几点：

（1）膀胱容量很小，在膀胱产生很少尿液的时候就产生了尿意。

（2）盆底功能障碍。盆底肌的肌张力太高、盆底肌的肌力太低或者是盆腔器官脱垂（女性主要是阴道前壁的膨出）。

（3）神经系统紊乱、激素代谢失调影响了膀胱的收缩功能。

膀胱过度活动症有哪些临床表现？

（1）尿急：一种突然的，很难忍受的产生尿意的感觉。

（2）尿频：每次排尿间隔时间小于2个小时且排尿量小于200毫升。

（3）急迫性尿失禁：突然产生强烈尿意的时候，尿液不受主观控制地流出。

（4）夜尿：睡着后，被尿意憋醒起来排尿。

怎么诊断膀胱过度活动症？

（1）可以使用OABSS评分问卷自测，3~5分诊断为轻度膀胱过度活动症；6~11分诊断为中度膀胱过度活动症；大于等于12分诊断为重度膀胱过度活动症。

（2）让患者记录3天的排尿日记，了解患者饮水量与排尿量，以及尿频、尿急、急迫性尿失禁的次数。

（3）泌尿系统超声检查和进行残余尿的评定，观察膀胱的容量大小。

（4）尿液分析，排除尿路感染以及其他泌尿系炎症。

膀胱过度活动症应该怎么治疗？

1. 行为治疗

减少咖啡、茶、碳酸饮料等的摄入，适当减少饮水量，控制饮食,不要吃辛辣的食物。改善生活习惯,积极进行体育锻炼,调整心理状态,乐观面对生活。

2. 康复治疗

(1)膀胱训练:控制膀胱的过度活动,延长排尿的时间间隔,增加膀胱的容量。延时排尿的目的是在产生尿意后训练排尿控制,比较适合在日常活动中产生尿意后进行。产生尿意以后,有意识地憋尿并延长憋尿时间,同时把注意力从"排尿"的念头上转移走,专注于正在做的事情上。尿意明显的时候,可以采用收缩肛门来控制尿意。如果能够做到排尿的延迟,那么就在允许的范围以内,将延迟的时间拖得更长。

(2)盆底肌训练:通过自主锻炼盆底肌肉收缩来改善盆底肌肉的功能,促进盆底的血液循环。第一,找到盆底肌肉,就是我们收缩肛门时候收缩的肌肉;第二,排空小便,以免损伤膀胱肌肉;第三,开始锻炼,放松腹肌以及腿部肌肉,以免产生代偿;第四,收缩盆底肌肉。每天可在早、中、晚各做1组,每次收缩5~10秒,再放松5~10秒,持续5分钟左右,避免肌肉的劳累。

(3)凯格尔运动:以平躺、双膝弯曲的姿势收缩盆底肌肉,收缩5秒,放松5秒,每天3次,每次5分钟,分别在早、中、晚进行。

(4)生物反馈与电刺激治疗:生物反馈疗法是监测盆底肌肉的肌电活动,将肌肉活动的信息转化为听觉和视觉信号并反馈给我们,指导正确的盆底肌肉训练;电刺激疗法是刺激神经和肌肉形成冲动,刺激交感神经通路,抑制副交感神经通路并抑制和减少膀胱收缩。生物反馈结合电刺激并加入患者的自主锻炼盆底肌,效果更好。

3. 药物治疗

索利那新的本质是一种毒蕈碱受体拮抗剂,可以与膀胱表面的毒蕈碱受体结合,抑制膀胱逼尿肌的过度收缩,增强膀胱的储尿功能。托特罗定可以减少膀胱过度活动症的排尿次数，改善膀胱储存量，增加每次的排尿量。M 受体阻滞剂，可以降低膀胱的兴奋性。

4. 中医治疗

针刺和艾灸治疗，艾灸的温热疗法可以疏通经络，结合针刺疗法可以更加有效地缓解膀胱的过度活动，使膀胱处于一个健康的状态。

5. 手术治疗

主要有膀胱扩大手术（增加膀胱的容量）、骶神经刺激治疗（置入电极在体内进行刺激）、尿路分流手术等。

（王阳赟）

压力性尿失禁

让人尴尬的尿失禁，这是病，得治

你是否遇到过这样的问题：一咳嗽、大笑、打喷嚏就漏尿；看着娃娃不能抱，一抱就漏尿；一想上厕所立马憋不住，晚一会儿就尿裤子了……

这些看似没什么大不了的状况，其实都是尿失禁的表现。在临床中，经常会遇到一些患者，他们对尿失禁的认识通常是：

这是人上了年纪之后的正常现象；

很多人都会漏尿，没必要大惊小怪；

现在处于更年期，过了这个时期就会消失的；

……

其实，这些都是你认识的误区。因为，漏尿，是病，要治！

什么是尿失禁？

尿失禁是指膀胱内的尿液非自主性流出，换句话说，可以理解为人体控制排尿的阀门因为某些原因坏了，让患者的尿液不受控制地排出。尿失禁的种类有很多种，而在临床中一般有六种尿失禁类型，分别为压力性尿失禁、急迫性尿失禁、混合性尿失禁、功能性尿失禁、充溢性尿失禁和反射性尿失禁。其中压力性尿失禁、急迫性尿失禁、混合性尿失禁和充溢性尿失禁是最为常见的尿失禁类型。

在日常生活中，尿失禁在老年人群中出现的频率较高，导致人们误以为尿失禁是人体生长规律衰老过程中不可避免的正常现象。然而，这个想法实际上是不正确的。从 19 世纪中期开始，尿失禁就已经被列为世界五大慢性病之一，严重影响到患者的身心健康以及日常生活质量，并且在发病人群中，女性发病率远远高于男性，故而应当重视起来，不可怠慢。

如何区分尿失禁的严重程度？

轻度：不影响日常生活，只有在特殊情况下，如跑步或在大笑时，才会出现漏尿。

中度：会造成日常生活某些不便哦，只要像咳嗽或稍微腹部用力就会出现漏尿，可能需要垫护垫、卫生棉或尿失禁裤来时刻保持下体干爽或参加社交活动。轻中度的漏尿可以通过药物、盆底康复（电刺激、生物反馈、Kegel 运动或阴道哑铃等）、膀胱训练等行为治疗才会得到完全康复。

重度：日常生活上会受到非常大的限制，形象也会受到影响，这种漏尿可能需要手术治疗。

为什么会发生尿失禁？

在讲为什么会发生尿失禁之前，我们需要了解尿道控制尿液不流出的结构和原理。就像一个水龙头，关闭不牢的时候，水就会漏出来，尿道也是一样。控尿依赖身体里两套系统的完美配合，即尿道周围支持系统以及膀胱颈和尿道的括约肌闭合系统。

尿道周围支持系统包括阴道前壁、盆内筋膜、盆筋膜腱弓和肛提肌。如果这个结构正常，腹压增加时，尿道内压也会增加，尿道内压高于膀胱内压时，就不会出现漏尿。

尿道的三层肌肉（内层的纵行平滑肌、中间的环形平滑肌和外层的横纹肌）与尿道黏膜一起构成了括约肌闭合系统。

当妊娠、分娩、肥胖、绝经、盆腔手术等损伤了这两套系统，尿失禁就发生了。

漏尿与盆底的损伤有关。有研究发现，妊娠、分娩是导致盆底发生损伤的最重要的危险因素。孕期随着子宫的增大、胎儿的长大，盆底肌受到越来越多的压力，可能会引起盆底肌松弛，对盆底功能造成一定的影响。分娩时，盆底肌过度的拉伸、神经的受损使得盆底功能可能会出现下降，因此，不管是顺产或剖宫产，产后盆底康复都是非常有必要的。

另外，随着年龄的增长，雌激素水平下降，器官功能衰退，盆底损伤会进一步加重，漏尿的风险也会增加。因为更年期的很多妇科病都能从产后找到源头，所以有越来越多的妈妈在产后积极进行盆底康复，就是为了预防老年后的漏尿。

尿失禁有哪些危害？

（1）引发其他疾病。如阴道炎、盆腔炎、膀胱炎、尿毒症、性功能障碍、膀胱癌等；

（2）影响夫妻感情。漏尿对你生活的影响远比你想象得更大；

（3）生理方面问题。反复尿道感染、会阴区皮疹、外生殖器受摩擦破溃或炎症，不利于身体健康；

（4）心理方面问题。身上常伴有的异味可能会引起焦虑、抑郁、自卑、无助等不良情绪；

（5）社交方面问题。患者往往会因身上的异味、经常漏尿、害羞等影响正常人际交往。

远离尿失禁，你需要做到哪几件事？

（1）产后盆底康复。由于妊娠和分娩会对盆底造成一定的损伤，不管生完孩子后有没有漏尿的情况，都需要到医院或产后康复中心做产后盆底康复，预防漏尿等盆底疾病的发生。

（2）养成良好的排便习惯。千万不要长时间蹲厕所，而且一蹲就是半个小时。现在的年轻人喜欢一边蹲厕所一边玩手机，很容易便秘，导致排便时腹压增大，伴发漏尿的出现。

（3）控制体重。肥胖引起腹部压力增大也是导致漏尿发生的危险因素之一。拒绝暴饮暴食，控制体重，漏尿可能就不会发生在你身上。

（4）尽量减少打喷嚏、咳嗽、抽烟。经常性的打喷嚏、咳嗽或长期吸烟导致呼吸系统疾病（表现为咳嗽、慢性支气管炎），使得腹压增加，诱发漏尿的发生。

（5）盆腔术后盆底康复。子宫切除术、盆腔包块切除术或盆腔器官切除术后，结缔组织和盆底肌等盆底支持结构的天然屏障被破坏，容易出现漏尿等盆底损伤的现象。有研究发现，全子宫切除术后可使漏尿的发病风险增加 30%，少数患者术后出现盆底肌肉的损害导致漏尿或加重原有的盆底疾病症状。因此，盆腔术后的患者更应注意盆底的保护和做盆底康复，不单是预防漏尿等疾病，更重要的是提高术后的生活质量。

（6）避免经常干重体力活。长期的重体力劳动，会引起腹压增加，不仅可能会导致漏尿的发生，还可能会引起盆腔器官脱垂。

（7）定期做盆底功能评估：产后 42 天检查时应做盆底功能评估。成年女性每年做一次盆底功能检查，40 岁及以上女性每年做 1~2 次。

（史朝亮）

多种尿失禁类型，轻松辨别

多种尿失禁类型？很多人会问，尿失禁不就是小便漏出来嘛，这还分类型？没错，在医学上我们常见的尿失禁类型有四类，分别为压力性尿失禁、急迫性尿失禁、混合性尿失禁和充盈性尿失禁。

很多患者会想了，这么专业的名词也没办法让自己一下子辨别出来自己是哪一类尿失禁。那么，怎样辨别这四种类型的尿失禁呢？

什么是压力性尿失禁呢？

压力性尿失禁是生活中最常见的一种尿失禁类型，是指腹压突然增加导致尿液不自主流出。简单来说，打喷嚏、咳嗽或劳动等腹压增高时出现不自主的尿液自尿道口漏出。

什么是急迫性尿失禁？

急迫性尿失禁是指有强烈的尿意后，尿液不能由意志控制而经尿道漏出。通俗来说，就是突然间有了小便的感觉，而且非常强烈，想马上去上厕所，但是还没来得及去厕所，小便就已经流出来了。例如：在生活中经常会有阿姨说："我每次听见水龙头流水的声音就忍不住，要立马去厕所，否则一不小心就漏了。"这就是急迫性尿失禁的表现。

什么是混合性尿失禁?

混合性尿失禁通常是指压力性尿失禁和急迫性尿失禁并存的状况，因此混合性尿失禁兼有此两种尿失禁的症状。

什么是充盈性尿失禁?

充盈性尿失禁是指由尿道梗阻和膀胱收缩无力等导致的慢性尿潴留后膀胱在极度充盈的情况下，膀胱内压力超过正常尿道括约肌的阻力，尿液从尿道溢出，一般多见于产后的女性、年龄大的女性。下尿路梗阻性疾病如前列腺增生、尿道狭窄等，也容易引起充盈性尿失禁。

（史朝亮）

处方笺

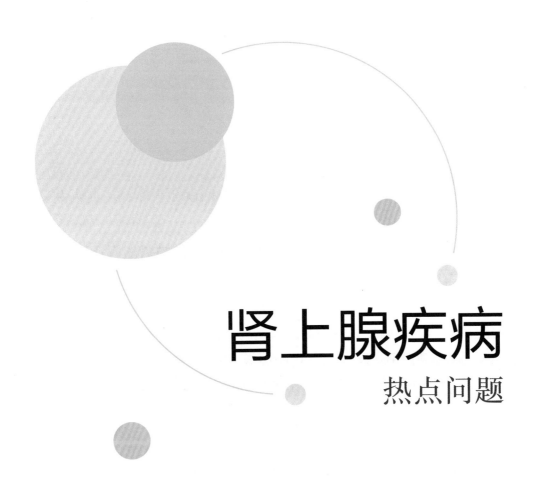

肾上腺疾病

热点问题

医师：＿＿＿＿＿＿＿＿＿＿＿＿

临床名医的心血之作……

嗜铬细胞瘤

小年轻高血压，居然是肿瘤惹的祸

晨晨经常熬夜打电脑游戏，隔一段时间就会头疼，一直认为头疼是熬夜所致，殊不知……

晨晨：本来以为吃吃止痛片或者吃一下我妈妈的降压药就好了，但看了检查结果吓了一跳！

医生：左侧肾上腺占位，是个嗜铬细胞瘤。你的头疼还真不是打电脑引起的，而是肿瘤引起的！

晨晨：肿……肿瘤？！我……我……我上有老，下，欸？不对，我连女朋友都没有……就肿瘤了？！救命啊！

医生：其实不用慌张，嗜铬细胞瘤会引起血压升高，不过，这种肿瘤及时切除后，患者的高血压自然也会消失。

高血压是最为常见的心血管疾病，它的症状因人而异，早期仅仅会在劳累、精神紧张、情绪波动后发生血压升高，并在休息后恢复正常。只有当血压骤然升高、达到一定程度时才会出现剧烈头痛、呕吐、心悸、眩晕等症状。因此，如果出现不明原因的头痛，不妨量量血压排查一下。

高血压分为原发性和继发性。原发性高血压占90%，剩下10%患者其血压增高是其他疾病影响所致。慢性肾小球肾炎、肾动脉狭窄等都伴有血压升高症状。

　　嗜铬细胞瘤80%~90%位于肾上腺，这种肿瘤会引起血压升高。有些会突发严重高血压危象，危及生命。不过，这种肿瘤及时诊断之后，可手术切除，患者的继发性高血压也会随之消失。此外，超重和肥胖、情绪不稳定、吸烟和长期饮酒、饮食中摄入过多食盐也极易引起高血压。

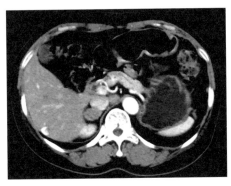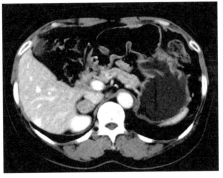

图29　右侧肾上腺腺瘤（腹盆腔增强CT：右侧肾上腺见23毫米×18毫米结节灶，增强后中等程度强化；考虑右侧肾上腺腺瘤机会大）

　　年轻人高血压，一定要来医院检查，排除继发疾病，如果随便服用降压药，不但不能解决问题，还会延误病情。

　　即便确诊为原发性高血压，也要先调整生活方式，如减轻工作压力、调节心理紧张状态、休息、注意饮食清淡等，这样一些轻症高血压患者有可能就此得到缓解。

手术可以治愈的高血压

许女士是一位职业女性，工作中顺风顺水，家庭也和谐和睦。但是，她也有自己的烦恼。42 岁的她被高血压困扰 12 年了，而且她的高血压十分的蹊跷，血压波动极大，最高时候达到 180/110 毫米汞柱，常有伴发的头晕、头痛、恶心、冷汗，严重时曾经发生过昏厥。许女士也曾到医院就诊，开具高血压药，但与一般高血压患者不同，她需要服用三种药物才能勉强控制，而且血压还非常不稳定。

最近，她又在一次工作劳累后出现晕厥，醒来时已经在医院抢救室，这次血压已经达到 200/130 毫米汞柱了，可她明明记得这段时间都有好好吃药啊。经过治疗后许女士脱离了危险，但没想到这次入院还有意外发现，医生告诉她，在完善各项检查时发现她右侧肾上腺有一枚直径 2 厘米的腺瘤，可能和她多年的高血压有关。许女士感到有些不可思议，这高血压还和肿瘤有关了？

虽然不解，但是多年的疾病史促使她下定决心，这次一定要解决问题。在医生的指导下，许女士来到了内分泌科，通过一系列的检查，确诊了这枚肾上腺腺瘤的性质是嗜铬细胞瘤，就是她多年恶性高血压的元凶。

得知这个消息，许女士是忧心忡忡，这个闻所未闻的疾病让她彻夜难眠，对未知的恐惧占据了她的脑海。为了进一步治疗，她转入了泌尿外科。刘医生热情地接待了她并详细地作了一个病情解释：嗜铬细胞瘤会分泌大量激素，导致血压剧烈波动，通过手术切除方式去除肿瘤，可以达到治愈的目的。听了刘医生的解释，许女士卸下了心头的负担，勇敢地接受了微创腹腔镜手术。手术很成功，术后许女士恢复得很好，困扰她多年的高血压症状消失了，也不需要服用药物了。

现在许女士逢人就科普，得了高血压不要想当然地以为所有高血压都是需要终生药物治疗的，有一些高血压可以通过手术的方式达到痊愈的效果，这就是所谓的手术可以治愈的高血压。

随着高血压发病率的不断攀升，人们对于高血压的认识也在不断地加深。一般大家都知道，一旦患上高血压，尤其病情严重时就需要长期服用降压药。但凡事有例外，有些高血压患者通过手术就可以达到理想的降压效果。下面就给大家介绍三种常见的可以通过手术治愈的高血压：

第一，本文提到的嗜铬细胞瘤引起的高血压。这是一种继发性的高血压，罪魁祸首是嗜铬细胞瘤，好发部位为肾上腺，主要表现症状为恶性高血压和代谢异常，手术是其最佳治疗方法，可以有效治愈高血压。

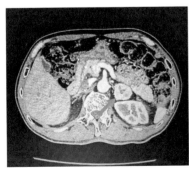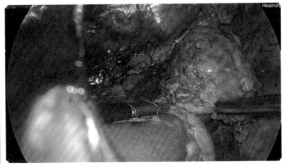

图 30　腹腔镜下左侧肾上腺嗜铬细胞瘤切除

　　第二，原发性醛固酮增多症引起的高血压。醛固酮是一种会导致人体内水和钠盐大量潴留的一种激素。很多病会导致醛固酮增多，其中以肾上腺醛固酮瘤最为多见。通过手术，绝大多数的患者血压能完全恢复正常。

　　第三，肾血管性高血压。这是由于肾动脉狭窄造成的一种继发性高血压。如果患者的肾动脉狭窄段短、受损肾脏尚有，手术治疗可以改善肾脏血液供应，治愈高血压。如果一侧肾脏已经萎缩无功能，而另一侧肾功能良好时，可以考虑肾切除，术后患者的血压一般都能得以改善，甚至恢复正常。

　　临床上大部分高血压为原发性高血压，影响因素很多，治疗上需长期服药达到一个控制血压的效果。但也有部分高血压为继发性高血压，病因明确，可以通过手术的方式去除病因，达到彻底摆脱高血压的效果。因此，高血压患者在治疗过程中，要与医生配合，明确病因，根据自己的具体病情建立一个有针对性的个性化的治疗方案，这样才会收到理想的治疗效果。

（王曦龙）

处方笺

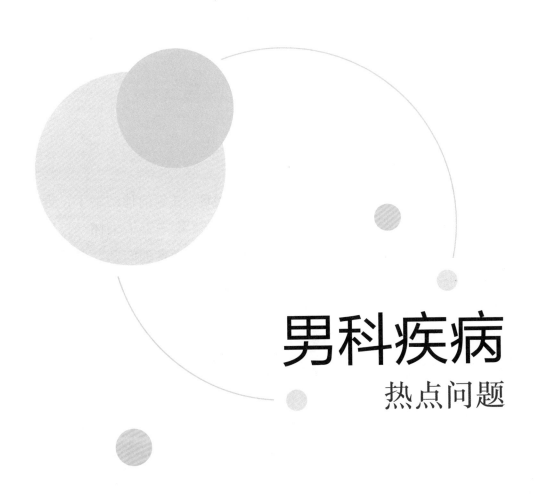

男科疾病
热点问题

医师：＿＿＿＿＿＿＿＿＿＿

临床名医的心血之作……

精索静脉曲张

精索静脉曲张与男性不育

李先生 35 岁，是某银行支行的理财经理。3 年前他结婚了，妻子比他小 2 岁，婚后二人十分恩爱。但是，3 年来妻子未怀孕，给家庭带来遗憾。夫妻俩上医院就诊，寻求解决生育的问题。经过询问和检查，医生发现李先生左侧阴囊内精索静脉有蚯蚓状团块，彩超显示左精索静脉曲张，精液分析显示少弱精子症。李先生被确诊为左精索静脉曲张 III 度、少弱精子症。

什么是精索静脉曲张？

精索静脉曲张是指由于静脉回流受阻或瓣膜失效血液返流等因素导致精索静脉的伸长、扩张及迂曲。患者可有局部疼痛，其特点是站立位时更明显，疼痛向左会阴部放射，可伴随睾丸隐痛。因局部血流不畅，血液返流受阻而淤积，最终导致睾丸组织的温度增高以及长期的缺氧，很多患者出现生精障碍。当患有左精索静脉曲张的时候，肾上腺静脉和肾静脉的血液也会返流到睾丸的组织当中，其内含的一些物质可以对睾丸产生毒性的作用，从而影响生精作用。以上原因都可以导致男性不育。但是，由于精索静脉曲张对男性生精的影响存在很大个体差异，从生育力正常到严重的少弱畸精子症甚至无精子症，这使得精索静脉曲张与男性不育的关系变得扑朔迷离。精索静脉曲张导致男性不育的机制尚未完全阐明。精索静脉曲张在男性人群中的发病率为15%~20%，而在不育男性中发病率为25%~40%。世界卫生组织将其列为男性不育的首位原因。

患者应如何选择治疗？

精索静脉曲张伴精液质量下降的患者，可首先选择保守治疗，包括改善生活方式、口服改善精子质量的药物等。若保守治疗效果不明显，则可考虑手术治疗。由于精索静脉曲张是一种进展性的疾病，应当早期诊断，尽早治疗。治疗不仅对精液质量有益，还可改善睾丸间质细胞功能，增加睾酮水平，间接提高生精功能。美国泌尿外科学会推荐青少年男性患有单侧或双侧精索静脉曲张，如曲张侧睾丸有缩小的客观证据，则应该考虑手术治疗。如睾丸大小无明显客观性缩小，则需要每年测量睾丸大小和精液检查，以便在第一时间能够发现精索静脉曲张所致的睾丸损伤，及时进行手术。

外科治疗方法有哪些？

外科治疗包括开放手术、腹腔镜手术、显微外科手术、栓塞及硬化剂治疗。选择术式应当考虑包括术后精液质量的改善、自然怀孕率的提高、复发率的降低、并发症如鞘膜积液、睾丸萎缩等的减少，特别要求完全结扎精索内外静脉的同时，保护好动脉和淋巴管。最近的临床研究指出，腹腔镜手术后鞘膜积液发生率较低，但该术式对精索外静脉的漏扎，会增加复发率。同时腹腔镜手术可能造成肠管、血管损伤，对手术技巧、麻醉、费用等要求均较高，不应作为手术治疗的首选。显微外科手术降低了漏扎静脉、损伤动脉及淋巴管、鞘膜积液等各种并发症的发生率。在各种术式中以其创伤小、并发症少、经济负担轻、术后复发率低、可明显改善精液质量和自然妊娠率等优势，被认为是治疗精索静脉曲张的最佳选择。近年来，显微外科手术已经成为治疗的主流及趋势。当然，机器人辅助显微外科手术在精索静脉曲张中的运用可让患者获得更满意的效果。

文章开始说到的李先生已在医院接受了手术治疗，经治疗后半年随访，精液质量明显改善，目前正积极备孕，迎接美好的未来。

（杨念钦）

导致男性不育的"健康杀手"居然是它

精索静脉曲张为何影响生育?

生育是十分复杂的,不仅关乎夫妻双方,而且不育的原因更是多种多样。现在世界医学界公认精索静脉曲张会影响睾丸功能,与不育密切相关。世界卫生组织的报告指出,在 9043 例男性不育患者中 25.4% 的精索静脉曲张患者的精液参数异常,仅 11.7% 精液正常。通常认为,由于静脉扩张,血液反流受阻而淤血,使局部(阴囊)温度升高,睾丸组织内长期缺氧和二氧化碳蓄积,血内一些代谢物质如儿茶酚胺、皮质醇、前列腺素的浓度增加,这些对睾丸生精细胞产生毒性作用。不仅如此,双侧睾丸的静脉系统间有丰富的吻合支,也会使健侧的睾丸功能受到损伤。以上原因都可导致精液质量下降,以及与性激素相关的睾丸间质细胞功能减退。

患者何时应去专科看病?

原发性精索静脉曲张多见于青壮年,常常在入学、入职、兵役体检中被发现,有的因阴囊坠胀、隐痛就诊检出,近些年婚前检查和婚后不育的就诊者日趋增多,包括希望生育第二胎的男性。

对于原发性精索静脉曲张的诊断，首先是身体检查，应该分别在患者的站位和卧位时检查，并且最适宜在患者放松、阴囊温暖时进行。精索静脉曲张分为三级，Ⅰ级为轻度，只有让患者屏气（乏氏动作，Valsalva）时才可触及；Ⅱ级为中度，站立时无需屏气便可触及；Ⅲ级为重度，站立时通过阴囊皮肤就可看见。一般来说，精索静脉曲张的分级程度与患者的症状、精液质量损伤相关，分级程度越重，精液质量越差。其次是阴囊彩色多普勒超声检查，典型表现是显示静脉直径增宽明显，乏氏动作后见到静脉反流。同时，做双侧睾丸大小测定对临床诊断有帮助。最后，成人患者应做精液分析和性激素检测，检测结果有助于了解疾病对睾丸功能的损害，还可以观察治疗效果的预后。

由于精索静脉曲张是一种进展性和使睾丸功能持续性下降的疾病，应该早发现、早诊断、早治疗。适宜、精准的治疗方法不仅能改善患者症状，而且有益于提高精液质量，增加自然怀孕率。另外，对于青少年男性患有单侧或双侧精索静脉曲张，需要每年测量睾丸大小及精液分析（性成熟后），如果患侧睾丸体积减小应考虑外科治疗。

最新显微外科手术有哪些优势？

精索静脉曲张修复术是治疗男性不育的常规外科手术，现在已被认为是最需外科手术矫正的、引起男性不育的病因。腹腔镜入路的手术是20世纪90年代开始的微创手术，其复发率不超过2%，睾丸鞘膜积液在5%~8%。但是，腹腔镜入路对分辨精索动静脉、处理精索外静脉都存在局限性，使得治疗效果仍不能令人满意。显微外科手术一般经腹股沟外环下入路，虽然数量众多的精索内静脉和动脉、淋巴管位于外环口下方，使得手术更有难度，对医生有挑战性，但是采用显微镜下精细操作，可以防止漏扎静脉，更好地保护动脉和淋巴管，使手术后复发率小于2%，阴囊水肿、睾丸鞘膜积液、睾丸萎缩等并发症的发生率几乎为 0，而精液质量改善，精子密度、活力均提高 10% 左右，自然怀孕率增加。另外，显微外科手术作为一线治疗不育远比辅助生殖治疗不育患者怀孕的代价要低。因此，近年来最新显微外科手术已经成为治疗精索静脉曲张所致男性不育的主流。

（王国民）